オールカラー 最新**2**版

**おもしろいほど
スラスラわかって
臨床につかえる！**

尾﨑塾

# 血液ガス・
# 酸塩基平衡教室

**尾﨑孝平** 著
神戸百年記念病院
麻酔集中治療部・手術部 部長

**諏訪邦夫** 監修
帝京短期大学 臨床工学専攻科 教授

MCメディカ出版

# はじめに

　呼吸療法のセミナーで「何が嫌いか、何がわからないか」と尋ねると、多くの参加者が「血液ガスと酸塩基平衡」と答えます。必要不可欠な知識でありながら、難解で途中で挫折しやすい項目です。

　一方、講義する側にとっても「血液ガスと酸塩基平衡」は初心者に上手にわかりやすく解説することが難しい項目です。尾﨑塾でわかりやすく講義をしようと努力をするなかで気付いたことがあります。苦手意識を持つ受講生に共通する点は、血液ガスや酸塩基平衡を数式や抽象的なものとしてとらえている点です。つまり体内で起こっていることを上手くイメージできないのです。

　そこで本書は、難解だと感じる血液ガス・酸塩基平衡をできるだけ身近にある題材を使って、読者が具体的にイメージできるようにさまざまな創意と工夫を凝らしました。例えば気体である酸素や二酸化炭素は具体的に把握することが難しいと思われがちですが、実は私たちの身の回りは気体（ガス）の反応で満ちあふれています。高所では空気が薄くなり、超高層ビルのエレベーターに乗れば耳がツーンとなり、換気の悪い作業現場に行けば死亡する危険にさらされます。酸塩基平衡についても同様です。ソーダに含まれる重炭酸イオン（重曹）は血液内にも存在し、ソーダ水のなかで起きる反応は血液の緩衝反応と同じものなのです。

　また、数学や化学を忘れてしまったという方のために、毎日使うお金の計算「銭勘定」などを例にとってできるだけ平易に解説し、計算式と解法はできるだけ詳しく段階的に記載しました。ある程度理解されている読者には、そこまでの解説は不要であるという叱責をいただくものと覚悟しておりますが、あえて詳細に解説しました。逆に、初心者が混乱しそうな部分には、「ちょっとアドバンス」という表示を付けて区分しました。この「ちょっとアドバンス」の部分は研修医レベルの内容であり、本書は医師レベルでの入門書としても活用できる内容になっています。

　本書によって苦手意識がなくなり、血液ガスと酸塩基平衡について理解が深まると、自分自身の体内で今まさに営まれている生理機能の素晴らしさに必ず強い感銘を受けるようになります。事実、酸素が効率よく利用され、酸塩基平衡によって酸が適切に処理される機序には、いくつものノーベル賞研究が関与しています。

　本書は単に「血液ガスと酸塩基平衡」をわかりやすく理解するための参考書として執筆したのではありません。著者が読者にもっとも期待するところは、「血液ガスは面白い」「自分たちの体内の酸塩基平衡機能は素晴らしい」と感じてもらうことであり、生体が持つ素晴らしい呼吸の能力に感動していただくことは、著者の最大の誉れです。

　最後に本書の執筆にあたり監修を快諾していただきました諏訪邦夫先生、わが師である丸川征四郎先生に心より御礼申し上げます。また、本書の内容をチェックして貴重な数々の意見を頂戴し、難解な部分を指摘していただいた当院の看護スタッフやリハスタッフ、研修医の皆様にも心から感謝申し上げます。

尾﨑　孝平

# CONTENTS

はじめに —— iii

監修者の言葉 —— vi

## 第1章 血液ガスの基本　まずは「身の回りのガス（気体）」の理解から —— 1

1 エベレスト山頂の話 —— 2

2 大気圧の話 —— 3

3 大気の酸素濃度の話 —— 8

4 酸素分圧の話 —— 11

5 血液ガスの記号のお約束 —— 16

6 肺胞の中の酸素分圧を考えよう！ —— 22

7 100%酸素を吸入しているときの$PaO_2$は？ —— 31

8 肺胞から血液中への酸素の移動 —— 33

9 二酸化炭素の血液中から肺胞への移動 —— 37

10 復習問題：エベレスト登頂時の$PaO_2$は？ —— 40

## 第2章 気体の表現 —— 47

1 気体の表現 —— 48

2 酸素と二酸化炭素の流れ —— 52

3 血液中の酸素の量 —— 55

4 割合の話 —— 64

5 酸素の量と心拍出量 —— 79

6 貧血と酸素投与 —— 83

7 「圧」と「割合」と「量」の関係 —— 85

## 第3章 酸素の臨床 —— 91

1 オキシゲン・カスケード（酸素の滝） —— 92

2 呼吸不全に対する吸入酸素療法 —— 96

3 片側挿管とARDS —— 97

4 肺の酸素化能の評価　ピーエフ・レシオ —— 106

**5** 低酸素血症とチアノーゼ —— 110

**6** 吸入酸素療法と血液ガス —— 114

## 第4章 酸と塩基　酸塩基平衡 —— 125

**1** 酸（Acid）とは？ —— 126

**2** 二酸化炭素の一般的な医学常識！ —— 130

**3** 緩衝を理解しよう！ —— 134

**4** アシドーシスはなぜ悪い？　アルカローシスは？ —— 150

## 第5章 酸塩基平衡がすぐにわかる！　尾﨑式　酸塩基平衡学習法 —— 155

**1** 血液ガスデータ —— 156

**2** 尾﨑式：酸塩基平衡の学習法 —— 160

**3** 代償機転と混合性障害 —— 170

## 第6章 緩衝について —— 189

**1** 緩衝の時間：呼吸性代償と代謝性代償 —— 190

**2** 呼吸性酸塩基平衡異常における代謝性代償の急性反応（急性代償）と慢性反応（慢性代償）—— 192

**3** 呼吸性アルカローシス：代償の急性反応と慢性反応 —— 211

**4** 代謝性アシドーシスと代謝性アルカローシスの代償機転 —— 213

**5** 電解質と緩衝系①：カリウムイオン〔$K^+$〕—— 221

**6** 電解質と緩衝系② —— 226

**7** 緩衝系のまとめ —— 233

## 第7章 練習問題 —— 237

索引 —— 282

# 監修者の言葉

　血液ガスと酸塩基平衡を扱う本書の監修を依頼されました。とても光栄なことで喜んで引き受けました。

　血液ガスに関しては、私自身がいろいろと学習し他の方々に説明してきましたが、著者の尾﨑孝平先生の原稿を拝見して、自分がこれほど柔軟な工夫を加えていただろうか、と自問させられました。そのくらいに、本書は自由闊達に書かれ読者に知識を伝えようとの工夫に富んでいます。

　教科書は一般に硬くて読みにくくて、ただ知識の羅列のようなものも少なくありません。それには教科書の性格上仕方のない面もあり、私自身を含めて数多い著者たちはそれを言い訳にもしてきました。本書はそうした類型を破って、「異常」と言えるくらいに独創的な工夫を凝らしています。

　本書の原稿を拝見した際の私の快い驚きと印象を記したメモをここにお示しして、本書の特徴に対する私の評価を述べます。

1.　全体として、内容が「生き生きとしている」、著者の言いたいことを述べています。一部の本のように、知識の切り貼りではありません。この点こそは「本として一番重要なポイント」と私は評価します。

2.　図がとても美しく、著者のオリジナルなものが数多くあります。

3.　問題形式を採用している点。話が具体的になりやすいので、わかりやすい本ができていると感じます。

4.　ところどころユニークな表現があります。「肺胞表面積がテニスコートの広さ」とはよく書いてあることですが、本書には「テニスコート半面分（70 ～ 100m）の呼吸面積をわずか数リッターの血液（心拍出量）で１分ごとに塗り替えていると言い換えることができます」という表現があり、今まで他で見たことのない素晴らしい文章と感激しました。

5.　酸塩基平衡を銭勘定に置き換える着眼点が異色で、それが成功していると感じます。

　私が強く印象づけられたのは、こんな風に「何とか楽しく読ませよう」「何とか理解してもらおう」「感じ取ってもらおう」という著者の意欲と工夫がたくさん見られる点です。しかも、それが無理な態度ではなくて、著者自身も楽しんでいる様子が随所にあふれています。そうした著者の意欲・人柄・楽しい気分などは読者にも伝わるでしょう。

　楽しむだけでなくて真面目に勉強していただきたいとも思いますが、それにしても楽しみながら学習できる読者の方々を少し羨ましく思ってもいます。血液ガスと酸塩基平衡の副読本として、このテーマをマスターしていただけるよう期待しています。

帝京短期大学　諏訪邦夫

第 1 章

# 血液ガスの基本
まずは「身の回りのガス（気体）」の理解から

# 1 エベレスト山頂の話

エベレストのような高い山の山頂では「空気が薄い」「酸素が薄い」といいます。そこで、基本的な質問です。

> **質問** 以下の内容は正しいでしょうか？
> 「エベレストの山頂では、酸素濃度が低い」
> ☐ 正　　☐ 誤

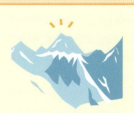

実は高度11,000mまでの対流圏では、どこでも酸素濃度は同じです。地表近くでも、山頂でも、酸素濃度は同じであるとされています。したがって、上記の質問1は誤りです。では、なぜ、人間は高い山に登ると酸素が薄いと感じるのでしょうか。高山病を例にとって考えてみるとわかるように、高い場所では気圧が低いために「酸素が薄い」と感じます（コラム参照）。つまり、酸素の分圧が低いことが原因です。

> **コラム　高山病**
> 高山病 (mountain sickness：山の病) は以下の別名を持っています。
> ① Altitude disease（高度病）
> ② Hypobaropathy（hypo：低い、baro：圧力、pathy：病気）
> つまり、高山病の原因は高い場所の低い気圧です。大気の酸素濃度ではなく、大気の酸素分圧が低いことが原因となって起こる病気なのです。

「酸素分圧」という言葉がいきなり出てきましたが、今は理解できなくてもOKです。さて、ここから学習の開始です。私たちは常に大気から体内に酸素を取り込み、生命を維持していますが、日常ではあまり大気のことを気にしていません。「空気のような存在」という言葉があるくらいです。しかし、血液ガスの話を理解するためには、まず大気のことをしっかりと把握しておく必要があります。そこで、まずは私たちが吸気している大気のことを理解することからはじめましょう。

**Point①　基礎の基礎　大気の酸素濃度はどこでも同じ**

# 2 大気圧の話

　私たちは空気の重さをまったく感じていませんが、大気層の空気の重さ、つまり圧力を頭上から受けて毎日生活しています。この感じていない圧力が大気圧と呼ばれる圧力です。したがって、高い山に登ると大気圧は小さくなり、高山病が発生します。私たちが日常で気圧を感じるのは、急に高い場所に移動したとき、耳がツーンとなる現象でしょう。これは中耳腔に封じられた平地の気圧と、高所の低い気圧との間に圧差が生じるためで、鼓膜が中耳側から外耳側に押されることが原因です。このように私たちは常に気圧の中で生きています。

　さて、台風が来ると気象情報では、中心の気圧は970ヘクトパスカル（hPa）最大風速……という情報が流れます。台風は低気圧で、気圧が低い部分に風が流れ込むことで大風が発生します。逆に晴天の日は高気圧に覆われているといいます。つまり、低気圧でもなく高気圧でもない基準となる気圧が1気圧です。天気予報では1013ヘクトパスカルが基準になります。私たちが使用するガスの圧力に関しては、この「1気圧」が基準となる状態（標準状態）として多用されます。

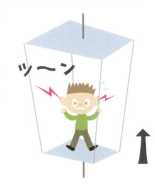

## ❶ ヘクトパスカル（hPa）とミリメートルエイチジー（mmHg）

　私たちが血液ガスデータの酸素分圧の項目を見たとき、そこには同じ気体の圧といいながらもhPaという単位は用いられず、mmHgという単位が使用されています。これは学問の分野が異なっただけで、国が違えば通貨も違うのと同じで難しく考えることはありません。そして両者の関係も「本日の為替レートは1＄（ドル）＝98円」というのと同じです。ただし圧力のレートは為替のように変動せず固定レートと決まっていて、両者の関係は次の通りです。

> **Point②　基礎の基礎**
> 1気圧 = 1013 hPa = 760 mmHg

　という関係になります。mmHgのHgは水銀の元素記号であり、ミリメートルエイチ

ジーを日本語でいうとミリメートル水銀柱になります。つまり、1気圧の空気の重さ（圧力）は、760mm（76cm）の水銀柱と同じ重さ（圧力）であるということを意味します。

### 表❶ 圧力単位と換算表

| | パスカル (SI単位)：Pa | ヘクトパスカル：hPa | キロパスカル：kPa | メガパスカル：MPa | バール：bar |
|---|---|---|---|---|---|
| 1 Pa | —<br>(1 ニュートン：$N/m^2$) | $1 \times 10^{-2}$ hPa | $1 \times 10^{-3}$ kPa | $1 \times 10^{-6}$ MPa | $1 \times 10^{-5}$ bar |
| 1 hPa | 100 Pa | — | 100 kPa | $1 \times 10^{-4}$ MPa | $1 \times 10^{-3}$ bar<br>(1 mbar) |
| 1 kPa | 1 000 Pa | 10 hPa | — | $1 \times 10^{-3}$ MPa | $1 \times 10^{-2}$ bar |
| 1 MPa | 1 000 000 Pa | 10 000 hPa | 1 000 kPa | — | 10 bar |
| 1 bar | 100 000 Pa | 1 000 hPa | 100 kPa | 0.1 MPa | — |
| 1 atm(気圧) | 101 325 Pa | 1 013 hPa | 101.3 kPa | 0.1 MPa | ≒ 1 bar<br>(1 013 mbar) |
| 1 mmHg | 133 Pa | 1.33 hPa | 0.133 kPa | $133 \times 10^{-6}$ MPa | $1.33 \times 10^{-3}$ bar |
| 1 kgf/cm² | 98 066 Pa | 980 hPa | ≒ 100 kPa<br>(98 kPa) | ≒ 0.1 Mpa<br>(0.098 MPa) | ≒ 1 bar<br>(0.98 bar) |
| 1 psi | 6 894 Pa | 68.94 hPa | 6.894 kPa | $6 894 \times 10^{-6}$ MPa | $68.94 \times 10^{-3}$ bar |

| | 気圧：atm (アトム) | ミリメートル 水銀柱：mmHg = トール (torr) | キログラム・フォース・パー平方センチ (kgf/cm²) | ポンド・スクエア・インチ：psi (プサイ) |
|---|---|---|---|---|
| 1 Pa | $9.87 \times 10^{-6}$ atm | $7.5 \times 10^{-3}$ mmHg | $1.0197 \times 10^{-5}$ kgf/cm² | $145 \times 10^{-6}$ psi |
| 1 hPa | $9.87 \times 10^{-4}$ atm | 750 mmHg | $1.0197 \times 10^{-3}$ kgf/cm² | $145 \times 10^{-4}$ psi |
| 1 kPa | $9.87 \times 10^{-3}$ atm | 7.5 mmHg | ≒ 0.01 kgf/cm²<br>( 0.010 kgf/cm²) | $145 \times 10^{-3}$ psi |
| 1 MPa | 9.87 atm | 7 500 mmHg | ≒ 10 kgf/cm²<br>(10.197 kgf/cm²) | 145 psi |
| 1 bar | ≒ 1 atm<br>(0.987 atm) | 750 mmHg | ≒ 1 kgf/cm²<br>(1.01 kgf/cm²) | 14.5 psi |
| 1 atm(気圧) | — | 760 mmHg | 0.967 kgf/cm² | 14.7 psi |
| 1 mmHg | $1.32 \times 10^{-3}$ atm | — | $1.36 \times 10^{-3}$ kgf/cm² | $19.3 \times 10^{-3}$ psi |
| 1 kgf/cm² | ≒ 1 atm<br>(0.967 atm) | 737 mmHg | — | 14.2 psi |
| 1 psi | $68.05 \times 10^{-3}$ atm | 51.75 mmHg | $70.31 \times 10^{-3}$ kgf/cm² | — |

## ❷ 圧力の表記はいろいろ

　　圧力の表示方法には、この他にもいろいろな表記があります。水銀の代わりに水柱で表記した〇〇cmH$_2$O（〇〇センチエイチツーオー、もしくは〇〇センチ水柱）もよく使われます。例えば、人工呼吸器の気道内圧はこの〇〇cmH$_2$Oがよく使われます。cmH$_2$OとmmHgの関係は、水銀の水に対する比重が13.6なので、

---

**Point③**　基礎

$$760 \text{ mmHg} = 760 \times 13.6 \text{ mmH}_2\text{O} = 10336 \text{ mmH}_2\text{O} = 1033 \text{ cmH}_2\text{O}$$

基礎知識：水銀の比重：13.6
（水を 1 とした時の同じ体積の水銀の重さは13.6倍）

---

となります。また、圧力は国によっても表記が異なります。例えばドイツではbar（バール）、イギリス・アメリカのボンベの圧力はpsi（ポンド・スクエア・インチ）が使用されています。いずれにしても、圧力に為替レートを掛ければPa（パスカル）やmmHgに簡単に変換できます（表1）。

　　さて、どこにでもある水を使った水柱圧cmH$_2$Oで気体の圧力を表記せず、なぜ水銀柱mmHgが使われたかという話と、圧力の単位torr（トール）はサイエンスボックスを読んでください。

---

補足

＝（イコール）：等しい
≒（ニアリーイコール）：ほぼ等しい

---

**サイエンスボックス**　torr（トール）とトリチェリ博士

　　1643年イタリアの科学者エヴァンジェリスタ・トリチェリ（1608～1647）は図1のような方法で大気圧を測定しました。一端を閉じた 1 m のガラス管に水銀を満たし、これを水銀の入った容器に倒立させたとき、管内の水銀が容器の水面から76 cm のところで止まりました。このとき、管の上部にできた水銀のない部分は真空とみなせるので、容器の水銀面に働く大気圧と76 cm の水銀柱の圧力は、釣り合っていると考えることができます。つまり、気体の圧力は水銀柱の高さによって表すことができ、現在も 1 mm の水銀柱がもたらす圧力は 1 mmHg（ミリメー

トル水銀柱）と定められています。
　海抜０ｍにおける標準的な大気圧は１気圧（１atm：１アトム）とされるので、したがって、

　　１気圧（１atm）＝ 760 mmHg

と定義されます。
　もし、トリチェリ博士が同じ実験を水銀柱ではなく水柱でしようとしたならば、大気圧は1033 cmH$_2$Oなので１１ｍ以上のガラス管を準備して、それを真っすぐに立てる必要にせまられ、実験に困難を極めたことでしょう。
　血液ガスの単位として、torr（トール）という単位が用いられることがありますが、torr＝mmHgです。実はtorrという単位は、大気の圧力を水銀柱の高さで初めて測定した彼の名前であるエヴァンジェリスタ・トリチェリ（Evangelista Torricelli）の苗字にちなんで、torrとされました。トリチェリは、かの天才科学者ガリレオ・ガリレイの弟子としても有名です。

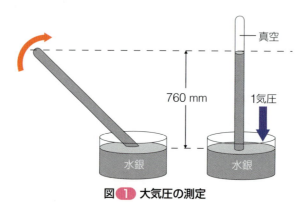

**図❶　大気圧の測定**

真空とされるガラス管上部には、わずかですが水銀の蒸気が存在するので、厳密には真空ではありません

## ❸ 富士山の山頂の大気圧はどれくらい？　エベレストは？

　海面から高度11kmまでの大気の層は、対流圏と呼ばれ大気は自由に流れています。前述したように対流圏の大気の組成はほぼ同じです。したがって、海抜０ｍが１気圧なので、高度5,500mではおよそ1/2気圧になります。例えば、キリマンジャロの山頂5,895mの気圧がほぼこれに当たり、１気圧1 013hPaの半分弱の470hPaです。
　富士山3,776mの山頂は630hPaで、海抜０ｍの平地の約2/3気圧になります。そして、エベレスト8,848mの山頂は約1/3気圧の310hPaしかない恐ろしい場所となります。なぜ恐ろしいかは、その酸素分圧を求めると理解できます（後述、40ページ）。

そのためには、まずは大気の酸素分圧を求める必要があります。そこで、酸素についての基礎知識を固めることから始めましょう。

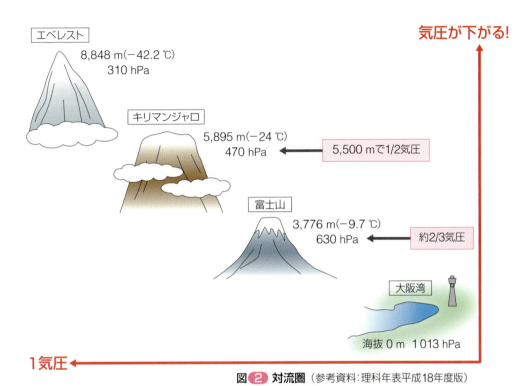

**図2　対流圏**（参考資料：理科年表平成18年度版）

> **コラム　対流圏（troposphere）**
> troposphereの"tropos"はギリシャ語で「混ざる、混合する」という意味で、atmosphere（大気）と合体した科学用語で、常に空気が混ざり合っていることを表しています。ジェット機はこの対流圏の一番上層10,000 m付近を飛行しています。対流圏の上には成層圏が広がっています（図2）。

# 3 大気の酸素濃度の話

> **質問** **大気の酸素濃度は？**
>
> 　小学校のときは20 ％、中学校では21 ％と教えられます。さて、医療従事者は小数点以下１桁まで知っているべきです。どれが正しいでしょうか？
>
> 　　① **20.5 ％**、② **20.7 ％**、③ **20.9 ％**、④ **21.1 ％**、⑤ **21.3 ％**

　大気の酸素濃度は20.9％と記憶してください。近年、二酸化炭素濃度（$CO_2$）はどんどん上昇しています。酸素濃度（$O_2$）も太古の時代と比較して決して一定ではありませんが、現在のところ20.9％です。ただし臨床では、酸素濃度を20％で計算しても、なんら問題がない場面も少なくありません。例えば、ベンチュリーマスクの酸素濃度の精度は非常に曖昧であり、20.9％で正確な計算をする必要はありません。むしろ、20％で簡単に計算するほうが便利で、間違いも少なくなります。しかし、一方で酸素濃度計を校正する場合には正確を期するために20.9％という数字が必要になります。このように、目的に応じて数字の精度を使い分けてください。

---

**Point④** **基礎の基礎**

医療従事者の知るべき酸素濃度：**20.9 ％**

---

## ❶ 酸素濃度はいくら？

　　①　酸素ボンベの中のガス

　　②　中央配管の圧縮空気のアウトレットから出るガス

①は99.999％以上の純度の酸素ガスが充塡されているので、酸素濃度は100％です。

②は圧縮されても空気は空気なので20.9％です。

## ❷ 酸素は流して使う → 流量単位をマスターしよう！

　気体を一定の量で流して使用するとき、その単位は流量で表されます。例えば、L/分（リッターパー分）、mL/秒（ミリリッターパー秒）で、単位時間当たりの量で表現されます。これを全部英語表記するとL/min（リッターパーミニッツ）、mL/sec（ミリリッターパーセカント）になります。本書ではできるだけ日本語表記で表現しています。そして、L/分とmL/秒の関係は

　　　L/分 ＝ 1000 mL/60秒

練習問題をしてみましょう。当たり前なのですが、数学と理科に苦手意識のある初心者は、まずこの辺りからつまずきます。

① 6 L/分をmL/秒の単位に変えてください。

　　　6 L/分 ＝ 6 × 1000 mL/60秒 ＝ 100 mL/秒

② 500 mL/秒をL/分の単位を変更してください。

　　　500 mL/秒 ＝ 0.5 L/秒 ＝ 0.5 L $/\dfrac{1}{60}$ 分

　　　　　　　 ＝ 0.5 × 60 L/分（分母／分子ともに60を掛けます）

　　　　　　　 ＝ 30 L/分

> 単に60で割ったり、60倍してもOKです。ただし単位を間違えないように！

## ❸ 次の混合気体の酸素濃度はいくら？

① 　酸素　1 L/分
　　 笑気　3 L/分

　気体は通常、一定の流量で流して使用するので、その単位は流量で表現されます。そこで、濃度を計算する場合に、単位が同じならば単純に1 Lの酸素と3 Lの笑気を混合させたと考えます。つまり、単純計算をして混合気体の濃度を求めます。混合気体全体の量は4 Lで、そのうち酸素が1 Lなので、

　　　1 L ÷ 4 L ＝ 25 ％

　答え：25 ％

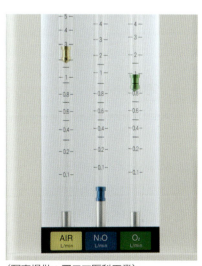

（写真提供：アコマ医科工業）

②　酸素　　　１L/分
　　圧縮空気　３L/分


混合気体全体の量は同じく４Lです。そのうちの酸素の量を求めます。
　　酸素のラインから流れる１Lは100％酸素なので　⇒　１L
　　圧縮空気のラインから流れる３Lのうち20％が酸素なので　⇒　0.6L


したがって、（1L＋0.6L）÷4L＝40％


　答え：40％（大気酸素濃度を20.9％とすると40.7％）


　混合気体の酸素濃度を求める計算は、麻酔医や集中治療医には必須能力ですが、酸素吸入療法など酸素を扱う看護師や理学療法士などコメディカルの方にも必須の項目です。例えば、ベンチュリーマスクは、酸素と空気の混合気体を作る装置であり、酸素濃度を40％に設定したときに、マスクに流れるガス総流量を求める場合に、この計算の応用が必要になります。では、ベンチュリーマスクの混合気体を例にして酸素濃度の問題をもう１問練習しましょう。

### ❓ 練習問題１　混合気の酸素濃度は？


③　酸素　15L/分
　　空気　45L/分


混合気体全体の量は15L＋45L＝60Lです。空気の酸素を20％とすると、
空気45Lの中の酸素の量は、


　　45L × 20％ ＝ 9L


よって、（15L＋9L）÷60L＝40％


　答え：40％

# 4 酸素分圧の話

前項までは酸素の濃度（％）の話をしてきました。しかし、血液ガスデータをみると酸素に関する項目は濃度ではなく、$PaO_2$（動脈血酸素分圧）のように分圧という圧力単位mmHgで表示されます。

**質問** さて、分圧（partial pressure）とは何でしょうか？

用語の成り立ちを考えると、「分」は分ける、"partial"は「部分的」という意味があることからわかるように、ある一定の圧を部分、部分で分け合っているという意味になります。この一定の圧とは、私たちの場合は大気圧になり、「部分」とは酸素や窒素、二酸化炭素といったおのおののガスが受け持つ圧になります。したがって、大気中のガスの分圧は次のようにして求めます。

**Point⑤ 基礎の基礎**
大気圧（mmHg）× ガス濃度（％）＝ ガス分圧（mmHg）

では、ポイント⑤を使って大気中の酸素分圧を求めましょう。

760 mmHg × 20.9 ％ ＝ 158.8 mmHg

図に示してみると図3のように表すことができます。

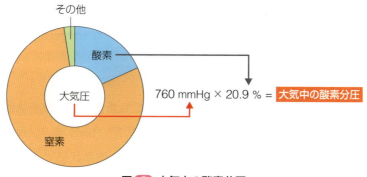

図❸ 大気中の酸素分圧

次に、大気中の他のガスの分圧を求めてみましょう。

① 窒素（78%）
② 二酸化炭素（0.03%）

ポイント⑤から、

① 760 × 0.78 ＝ 592.8mmHg
② 760 × 0.0003 ＝ 0.228mmHg

となります。

## ❶ 標準状態ってなに？

　気体の体積は、温度・圧力によって大きく変わります。気体は熱せられると膨張し、圧力が変化します。また、水が存在するとそこには水蒸気という気体が発生し、1気圧の中に1つのガスとして存在することになります。

　そのために気体の話をする場合には、化学や物理の世界では一定の状態を基準にして考えるのが一般的です。基準になる状態は標準状態といいますが、標準状態は1つだけではなく、使用目的によって異なります。例えば、ボンベなどを扱う医療ガスの世界で使用される標準状態は、0℃、1気圧、湿度0%が1つの基準となります。

　この状態をSTPDといいます。

STPD（standard temperature and pressure dry）：0℃、1気圧、湿度0%が基準
となる標準状態

　そこで、さきほど求めた大気中の酸素分圧をもう一度見直すと、図3の円グラフの中にはまったく湿度が含まれないことに気付きます。つまり0℃、1気圧、湿度0%のSTPD状態のときの酸素分圧が158.8mmHgであることがわかります。

　一方、私たちが吸気する空気は気管分岐部では常に37℃に加温され、湿度も100%になっています。そこで、人体の中のガスについても基準となる標準状態を考えた方が便利です。それが体温・大気圧・水蒸気飽和状態（body temperature ambient pressure saturated with water vapor：BTPS）という標準状態です。という意味ですが、あまりよい邦訳がないので、BTPSはそのまま覚えてください。

BTPS（body temperature ambient pressure saturated with water vapor）

温度　37℃（体温）　　　　　　（body temperature）
気圧　1気圧　　　　　　　　　（ambient pressure）
湿度　100％（水蒸気飽和状態）　（saturated with water vapor）

　私たちは常に温度や湿度が異なる空気を吸気しますが、呼吸生理では現象を単純化するために、吸気するガスはすでに37℃、1気圧、水蒸気飽和したBTPSの状態であると仮定して考えることが一般的です。

**Point⑥　呼吸生理学のお約束**
気管を通過するガスは、吸気する前の段階でBTPSの状態になっていることにしよう！

## ❷ 37℃、1気圧、水蒸気飽和した状態（BTPS）での大気圧の内訳を求めよう！

　37℃で水蒸気飽和した大気は、次の円グラフのように表すことができます（図4）。つまり、酸素や窒素ガスの組成割合は変化しませんが、飽和した水蒸気の気体の圧力が1気圧の中に割り込んできて、他のガスの分圧はその分だけ減少することになります。まるで3人掛けの椅子に4人座って、おしくら饅頭をするようなかたちになります。

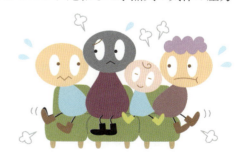

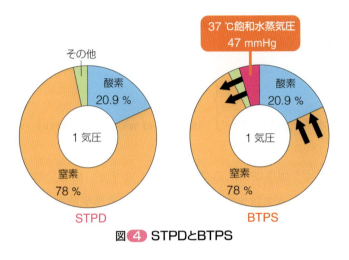

図❹ STPDとBTPS

そこで、1つの数字を丸暗記してください。

**Point⑦　基礎の基礎**
37℃の飽和水蒸気圧：47 mmHg　　　　　　　　　　　　丸暗記

47mmHgは体温で水蒸気飽和したときの水蒸気圧で、このあとも何度も登場する大切な数字です。

では、37℃、1気圧、水蒸気飽和した状態（BTPS）での大気の酸素分圧をもう一度計算してみましょう。まず、計算に用いるのは次の3項目です。

　　　1気圧　　　　　　　　：　　760 mmHg
　　　37℃の飽和水蒸気圧：　　 47 mmHg
　　　大気の酸素濃度　　：　　20.9 %

次に計算は、

　　　(760 mmHg − 47 mmHg) × 0.209 = 149 mmHg ≒ 150 mmHg

となります。したがって、呼吸生理では特に支障のない場合には、大気の酸素分圧は

150mmHgとして考えます。つまり、上気道で加温・加湿されることを前提として考えていくことが多いのです。

---

**Point⑧** 〔基礎〕

BTPSにおける大気の酸素分圧は150 mmHg

---

復習 〔呼吸生理のお約束〕

人間が吸気した大気は常にBTPSの状態である
① 1気圧（760 mmHg）
② 37℃
③ 水蒸気飽和している
④ 37℃、1気圧の飽和水蒸気圧は47 mmHg

# 5 血液ガスの記号のお約束

　血液ガスの話には、多くの記号が出てきます。これらの記号はガスの状態を表現するために必要なもので、血液ガスの理解には不可欠な知識です。しかし、丸暗記する必要はなく、そこには一定の「お約束」があります。最もよく目にする動脈血酸素分圧（$PaO_2$）を例にとって考えてみましょう。

**PaO₂** どのような：最初の大文字

| P | pressure | （圧力・分圧） | mmHg |
| F | fraction | （部分・割合） | 単位なし |
| S | saturation | （飽和度） | % |
| C(Ct) | content | （含量） | mL(vol%) |

　最初に最も大きく記載される大文字は、「ガスのどのような状態」を見ているのかを表現します。$PaO_2$の最初の「P」は圧力（pressure）の「P」で、この一塊の記号は分圧（圧力）を示すものであることを意味しています。したがって、その値の単位は自ずと圧力単位（mmHg）になります。

**PaO₂** どこから：中央に小さく表記される文

| I | inspiratory | （吸気） |
| E | expiratory | （呼気） |
| a | artery | （動脈） |
| A | alveolar | （肺胞） |
| P | pulse or palmer | （脈拍・掌） |
| ET | end - tidal | （呼気終末） |
| v | vein | （静脈） |

次に、小さく書かれる文字は「どこから」「どこの」を意味する文字です。$PaO_2$の「a」はartery（動脈）の頭文字で、「動脈血の」ということを示します。したがって、$PaO_2$のPaまでで動脈血の分圧を表していることが理解できます。

　さて、上図のなかに同じく大文字で「A」と書かれた記号があります。この大文字で「A」はalveolar（肺胞）の頭文字から由来します。肺胞の場合には、小文字の「a」が使用されません。両者を区別するために必要な処置ですが、ここにもお約束があります。つまり、

> **Point⑨** 　**基礎**
>
> 　　小文字；液相にあるもの
> 　　大文字；気相にあるもの

という決まりになっています。したがって、吸気は「I」、呼気は「E」と大文字になっていて、気相であることを表しています。

　一方、小文字の「v」はvein（静脈）の頭文字で静脈血を意味しますが、この「v」の上に横棒が付いたものがあります。「v̄」（ブイ・バー）という記号ですが、これは「混合静脈血」であることを表現するお約束です。混合静脈血とは、上大静脈と下大静脈それぞれの血液が右心房・右心室で混合された状態の静脈血、すなわち肺動脈で採取された血液（肺動脈血）であることを意味し、体内の静脈血の平均値とされます。$P\bar{v}O_2$は「混合静脈血酸素分圧」になります。読み方は「ピー・ブイ・バー・オーツー」です。

> **Point⑩** 　**基礎**
>
> 　　vの上付き【－】：混合静脈血

　また「p」は、最初は手掌（palmer）で測定したという意味で「p」が付けられましたが、パルスオキシメーターで測定したということで「p」という文字が付けられているとする教科書もあります。後者の方が理に適っているように思いますが、オリジナルを尊重すると語源はpalmerが正しいことになります。いずれにしても日本語では「経皮的」という訳になるので、重要な問題ではありません。

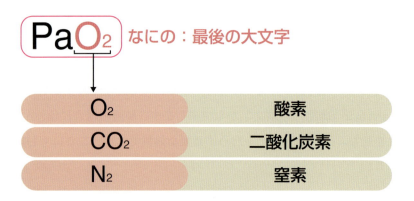

最後の文字は「なにの」を表します。気体の化学記号が用いられるのですが、私たちが通常使用するものは酸素$O_2$、二酸化炭素（炭酸ガス）$CO_2$、窒素$N_2$の3つのガスがほとんどです。そして、これらは必ず大文字表記になります。正確には最初に書かれる大文字、つまり$PaO_2$の「P」よりも少しだけ小さく、一段下になる決まりになっていますが、印刷の都合で同じ大きさ、同じ高さに書かれることも最近では少なくありません。あまり気にしなくてもいいでしょう。

したがって、$PaO_2$は「動脈血」の「酸素」の「分圧」ということが記号から理解できることになります。では早速、問題をしましょう。

**問題1** 次の気体の状態を表す記号の意味と、使用される単位を述べよ。

❶ $P\bar{v}O_2$　❷ $P_ACO_2$　❸ $P_IO_2$　❹ $SaO_2$
❺ $S\bar{v}O_2$　❻ $SpO_2$　❼ $CaO_2$　❽ $C\bar{v}CO_2$

#### 解答

❶ 混合静脈血酸素分圧【mmHg】
❷ 肺胞（気）二酸化炭素分圧【mmHg】
❸ 吸入気酸素分圧【mmHg】
❹ 動脈血酸素飽和度【%】
❺ 混合静脈血酸素飽和度【%】
❻ 経皮的酸素飽和度【%】
❼ 動脈血酸素含量【mL/dL（vol%）】
❽ 混合静脈血二酸化炭素含量【mL/dL（vol%）】

> **補足**

### mL/dL と vol%（ボリュームパーセント）

　結論からいうと両者は同じものです。つまり、血液100 mLに含まれる気体の量をいいます。%の前にvol（volume：体積）という文字を付けるのは、通常%表示すると重量の百分率を意味するからで、これと区別するためです。ガスは非常に軽いものなので、重量百分率で表示することは困難です。そのためにガスは体積で表示する慣習があり、この体積百分率と重量百分率とを区別するために、わざわざvol%と表示しています。この考え方からいうと、通常の%もwt%（weight%：重量パーセント）となります。例をあげて説明しましょう。

### 重量百分率

　例）塩10 gを水90 mL（水の重量は90 gになります）に溶解すると、

　　　$10\,g \div (10\,g + 90\,g) = 10\,\%$

　　　となり、重量パーセントで10 %食塩水ができることになります。

### 体積百分率

　例）血液100 mL中に酸素が溶けている、もしくは、ヘモグロビンと結合して存在している場合には、酸素全部が気体になったと考えたときに15 mLであるならば、単純に15 mL/dLもしくは15 vol%となります。

　体積百分率（vol%）では、元の体積とガスの体積を合算してその百分率で表示しなくてもよいことになっています。

---

第 **1** 章

血液ガスの基本　まずは「身の回りのガス（気体）」の理解から

**5** 血液ガスの記号のお約束

---

**❓問題2**　次のガスの状態を表すアルファベットの記号の間違いを正し、単位を記せ。

　**❶** 吸入酸素濃度：$F_iO_2$

　**❷** 呼気終末二酸化炭素濃度：$ET_ACO_2$

### 解答・解説

　**❶** $F_IO_2$が正しい記載で、吸入気酸素濃度を表します。小文字の「i」は液相を意味するので、吸入気の場合は気相なので大文字の「I」が正しい選択となります。また、F（Fraction：フラクション）は割合という意味で、単位は付けない決まりになっています。つまり、酸素濃度60%を$F_IO_2$で表記すると、

$F_IO_2 = 0.6$

となり単位がなくなります。$F_IO_2 = 60\%$と書いても意味は通じますが、無知が露見することになるので注意しましょう。ちなみに、純酸素を吸入したときの吸入酸素濃度を2通りに表現をすると、以下のようになります。

吸入酸素濃度：100％

$F_IO_2$：1.0

❷ 呼気終末二酸化炭素濃度は単にETCO$_2$と記載し、間には小さな文字が入りません。実際には肺胞のガスをみているので、ET$_A$CO$_2$でも妥当な気もしますが、世界的にETCO$_2$になっているので仕方がありません。このまま覚えましょう。

単位も、濃度の％が使用される場合と分圧のmmHgが使われる場合があります。使用する単位によって値が変わりますので注意してください。

例えば、

ETCO$_2$の正常値：4～5％　もしくは　35～45 mmHg

となります。

---

**コラム**　**二酸化炭素と炭酸ガス**

二酸化炭素は炭酸ガスという俗称があり、ETCO$_2$も呼気終末炭酸ガス濃度と呼ばれることも少なくありません。しかし、最近は炭酸ガスという俗名は使用せず、二酸化炭素という正式な呼称を使うことになっています。

---

**？問題3**　次の記号は何を意味するか？

SO$_2$

PO$_2$

C.O$_2$

## 解答・解説

答は、

$SO_2$：血液酸素飽和度

$PO_2$：酸素分圧

$C.O_2$：酸素含量

　Sは飽和度、Pは分圧、Cは含量を表現し、いずれも最初に書かれる大文字です。$O_2$は酸素で「なんの」を表す最後に書かれる元素記号です。そうです！上の３つはいずれも「どこから」を表す小さな真中の文字がありません。これらは間違いではなく、このような記号は、このあとにも何度も登場します。すなわち動脈血「a」でも静脈血「v」でもなく、単に血液内の、あるいは「一般的な」「普遍的な」ということを意味します。例えば採血した血液で、実験的に酸素分圧を変化させた時には動脈血とも静脈血ともいえないので中央に書かれる文字が省略されます。中央の文字の代わりに「.」（ドット）が置かれることもあります。特に$C.O_2$は「.」がないと$CO_2$（二酸化炭素）と混同されるので「.」が置かれることが一般的です。

# 6 肺胞の中の酸素分圧を考えよう!

　さて、健康な皆さんの動脈血酸素分圧$PaO_2$は90〜100mmHgということはご存知と思います。今、話を簡単にするために正常値を100mmHgとしましょう。

　一方、大気中の酸素分圧は150mmHg（BTPS：1気圧、37℃、水蒸気飽和）と勉強しました。そこで、1つ質問をします。

---

**質問** **150 mmHgの酸素分圧の大気を吸入しているのに、なぜ私たちの動脈血酸素分圧$PaO_2$は100 mmHgしかないのでしょうか？**

**50 mmHgはいったいどこへいったのでしょうか？**

① **肺胞に届くまでに消費された**

② **$A\text{-}aDO_2$（肺胞動脈血酸素分圧較差）が50 mmHg**

③ **肺内常在菌が酸素を消費した**

④ **それ以外**

---

① 上気道から呼吸細気管支に至るまでの気道は加温・加湿機能を有する導管であり、酸素が消費されることはありません。したがって誤りです。

② これがもっともらしくみえますが、$A\text{-}aDO_2$の正常値は10mmHg以下です。極めて簡単に説明すると、$A\text{-}aDO_2$は「消費税」のようなもので、肺胞腔内の酸素が動脈血中に移動するときに、肺胞内より少しだけ酸素分圧が低くなります。$A\text{-}aDO_2$とはこのロスする分圧を意味します。つまり正常でも、消費税のように移動すると少しだけ支払わさせられます（図5）。$A\text{-}aDO_2$は、『ちょっとアドバンス』（35ページ）のところでもう少し詳しく述べます。

　もし、皆さんの$A\text{-}aDO_2$が大気呼吸で50mmHgもあれば大変です。きっと呼吸困難で、「ゼーゼー」と苦しく悲惨な状況であると思われます。肺線維症とか急性呼吸窮迫症候群（acute respiratory distress syndrome：ARDS）が疑われます。したがって②も誤りです。

③ 肺内は原則として、無菌と考えます。感染を起こさないために、私たちの気道に

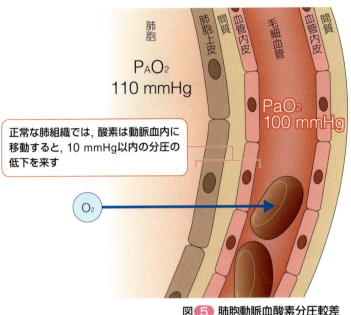

図⑤ 肺胞動脈血酸素分圧較差

は精巧な浄化機能が備わっています。したがって誤りです。

④ 正解は上記以外の④になります。

さて、図5には肺胞腔内の酸素分圧（$P_AO_2$）は110mmHgと書いてあることに着目してください。大気の酸素分圧は150mmHgなのに、なぜ肺胞気は110mmHgしかないのでしょうか？ 40mmHgの酸素分圧はどこへ消えたのでしょうか？ そこで、肺胞内のガスの組成をよく考えてみましょう。

体内の窒素（$N_2$）は呼吸では使用されず、体内はほぼどこでも同じ窒素分圧が均等に維持されていると考えます。したがって、大気を呼吸する場合には窒素は無視して考えてOKです。

では、肺胞内にあるもう1つの重要なガスは何でしょうか？ それは**二酸化炭素（$CO_2$）**です。私たちはエネルギーを得るために糖質や脂質を燃やし、その結果として$CO_2$を産生し、換気運動によって肺から$CO_2$を排出しています。したがって、肺胞内には血流に乗って運ばれてきた二酸化炭素が常に存在します。

すなわち、消えた40mmHgは二酸化炭素（$CO_2$）の分圧が1気圧の中に入り込んできた結果なのです。13ページの飽和水蒸気圧47mmHgのところで、分圧は「おしくら饅頭」と述べましたが、肺胞内の$CO_2$が酸素分圧を押しのけた結果、酸素分圧の減少につながっています。そして、$PaCO_2$の正常値はまさに40mmHgであり、この差に

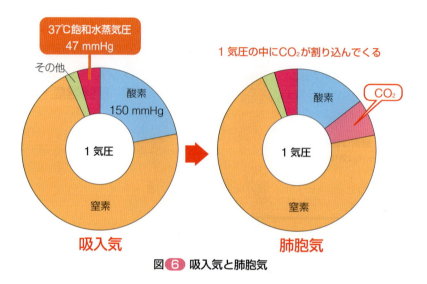

図6 吸入気と肺胞気

ぴったりと符合します（図6）。

これを肺胞レベルでイメージすると、以下の図7のようになります。

さて、分圧とは「一定の圧を分け合う」ことであり、新たなガスが発生した場合に「おしくら饅頭」が発生することが理解できましたか。では、そのことを示す問題をやってみましょう。

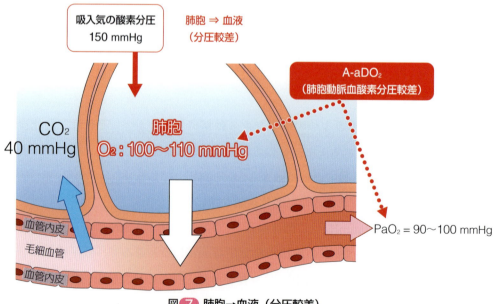

図7 肺胞→血液（分圧較差）

**問題 4** もし、あなたが過換気をして肺胞気二酸化炭素濃度（$P_ACO_2$）を低下させたとき、あなたの肺胞気酸素分圧（$P_AO_2$）はどう変化しますか？

❶ 肺胞気酸素分圧（$P_AO_2$）は低下する

❷ 肺胞気酸素分圧（$P_AO_2$）は変化しない

❸ 肺胞気酸素分圧（$P_AO_2$）は上昇する

### 解答・解説

答えは❸で$P_AO_2$は上昇します。$CO_2$分圧が減少した分だけ$O_2$分圧は高く存在することができ、$P_AO_2$は上昇します。これによって、動脈血酸素分圧$PaO_2$も上昇することになります。過換気症候群の患者の血液ガス所見を注意してみると、良好過ぎる動脈血酸素分圧を示す患者が多くいます。例えば、以下のデータは先日来院した過換気症候群の16歳女性の血液ガスデータです。身体的には異常を認めない患者です。

　　$PaCO_2$： 16.9 mmHg

　　$PaO_2$ ： 133.0 mmHg

$PaO_2$の値は正常値より30mmHg程度もよくなっていますが、決して彼女の肺機能がズバ抜けてよいわけではありません。$PaCO_2$の正常値を40mmHgとすると、40mmHg － 16.9mmHg ＝ 23.1mmHgの$CO_2$分圧の低下が起こったことになり、その分圧が「おしくら饅頭」で酸素によって置き換えられ、その結果、高い動脈血酸素分圧になっていると解釈します。

**問題 5** 人工呼吸中の慢性呼吸不全の患者が次の血液ガス所見を呈していた。

　　$PaCO_2$：70 mmHg　　　$PaO_2$：60 mmHg

$PaCO_2$が高いために、換気量を増やしてこれを是正したところ、以下のデータが得られた。

　　$PaCO_2$：60 mmHg　　　$PaO_2$：70 mmHg

この結果を見た看護師から、$PaCO_2$は低下し、$PaO_2$にも改善が認められ、肺の酸素化能も多少の改善が得られたという報告を受けた。

果たして、この報告の評価は正しいか、誤りか？　その理由は？

### 解答・解説

　　この評価は誤りと考えるべきでしょう。分圧は「おしくら饅頭」なので、$CO_2$分圧が減少すると、その分だけ$O_2$分圧が圧を占拠することになります。したがって、この$PaO_2$の上昇を肺の酸素化能の改善と評価することはできません。

　前記の2問からわかるように、肺胞気の酸素分圧を考える場合には以下の考え方をします。

---

**Point⑪** 　**基礎：肺胞気の酸素分圧を考える場合の基本的な考え方**

① 酸素と二酸化炭素が、大気圧から窒素、水蒸気およびその他のガスの分圧を除いた残りの分圧を分け合う
② 肺胞内で二酸化炭素分圧が増えると酸素分圧は減少し、逆に二酸化炭素分圧が減少すると酸素分圧が増加する

---

　なお、肺胞気酸素分圧ではなく肺胞酸素分圧という表現もよく用いられますが、まったく同じものです。

---

**質問** 　**肺胞気の酸素分圧を求めましょう**

---

　では、実際に肺胞気酸素分圧（$P_AO_2$）を求めてみましょう〔吸入気酸素分圧（$P_IO_2$）までは割愛し、吸入気酸素分圧から始めます〕。吸入気酸素分圧150mmHgは肺胞気酸素分圧（110mmHg）と肺胞気二酸化炭素分圧（40mmHg）が「おしくら饅頭」しているので以下の式が成り立ちます。

吸入気酸素分圧（$P_IO_2$）＝ 肺胞気酸素分圧（$P_AO_2$）＋ 肺胞気二酸化炭素分圧
したがって肺胞気酸素分圧（$P_AO_2$）は、

　　**肺胞気酸素分圧（$P_AO_2$）**

　　　　**＝ 吸入酸素分圧（$P_IO_2$）－ 肺胞気二酸化炭素分圧（$P_ACO_2$）**

肺胞気二酸化炭素分圧（$P_ACO_2$）は後述（38ページ）しますが、動脈血二酸化炭素分圧（$PaCO_2$）で代用できるので、

$$= \text{吸入酸素分圧}（P_IO_2）- \text{動脈血二酸化炭素分圧}（PaCO_2）$$

$$= 150 \text{ mmHg} - 40 \text{ mmHg}（PaCO_2）$$

$$= 110 \text{ mmHg}$$

**（要チェック：ちょっとアドバンス：呼吸商を参照してください！）**

> **質問** 肺胞気酸素分圧（$P_AO_2$）から動脈血酸素分圧$PaO_2$（理論値）を求めましょう

　$P_AO_2$と$PaO_2$には少しだけ差（消費税のような）がありました。したがって、$P_AO_2$から消費税分の$A\text{-}aDO_2$（肺胞気動脈血酸素分圧較差）の正常値10mmHg未満を引けば、動脈血酸素分圧$PaO_2$が求まります。

**動脈血酸素分圧（$PaO_2$）**

$$= \text{肺胞気酸素分圧}（P_AO_2）- \text{肺胞気動脈血酸素分圧較差}（A\text{-}aDO_2）$$

$$= 110\text{mmHg} - 10\text{mmHg}$$

$$= 100\text{mmHg}$$

　動脈血の血液ガスデータを見れば、動脈血酸素分圧$PaO_2$はわかるので、わざわざ計算によって$P_AO_2$から$PaO_2$を予測する必要はないように思いますが、実はそうではありません。$PaO_2$の理論値と実測値を比較することで、病的肺の酸素化能悪化を評価することができます。肺胞気動脈血酸素分圧較差（$A\text{-}aDO_2$）は、$PaO_2$の理論値と実測値を比較する代わりに、計算で求めた$P_AO_2$と$PaO_2$の差を見ているだけで、目的は同じです。（⇒ちょっとアドバンス：$A\text{-}aDO_2$ 35ページ参照）

## Point⑫ 基礎

肺胞気酸素分圧 ($P_AO_2$)

    = 吸入酸素分圧 ($P_IO_2$) － 肺胞二酸化炭素分圧 ($P_ACO_2$)

    = 吸入酸素分圧 ($P_IO_2$) － 動脈血二酸化炭素分圧 ($PaCO_2$)

    =     150 mmHg    －        40 mmHg

    = 110 mmHg   （要チェック：ちょっとアドバンス 呼吸商）

動脈血酸素分圧 ($PaO_2$)

    = 肺胞気酸素分圧 ($P_AO_2$) － 肺胞気動脈血酸素分圧較差 ($A\text{-}aDO_2$)

    =     110 mmHg    －        10 mmHg

    = 100 mmHg

---

### ちょっとアドバンス　肺胞気式（大切なので頑張ってみて！）

　呼吸生理には「**肺胞気式**」なるものがあります。ここで無理に覚える必要はありません。本章の考え方を普遍的に使える式にしただけです。有名な式なので解説しておきます。

$$P_AO_2 = P_IO_2 - (PaCO_2 / R)$$

$P_IO_2$  ：  吸入気酸素濃度分圧

$PaCO_2$：  動脈血二酸化炭素分圧

$R$     ：  呼吸商（$CO_2$排出量／$O_2$消費量）

　何か難しそうな式が出てきたように感じますが、ポイント⑫と違うのは呼吸商Rで動脈血二酸化炭素分圧（$PaCO_2$）を割ってある点だけです。大気を吸気する場合で考えてみると、吸入気酸素濃度分圧（$P_IO_2$）150mmHgから二酸化炭素分圧（$PaCO_2$）40mmHgを引くところは同じです。

　ではなぜ$PaCO_2$を呼吸商Rで割ってあるのでしょうか。これは代謝によって「$CO_2$排出量」と「$O_2$消費量」が変化するので、これを補正するために呼吸商Rで割ってあります。

### 【呼吸商】

　呼吸商は次の式で求められます。

$$呼吸商 R = CO_2排出量／O_2消費量$$

例えば呼吸商Rは、ブドウ糖が燃焼するときは「$O_2$消費」が1に対して「$CO_2$排出」も1であるために、

$$呼吸商 R = CO_2排出量／O_2消費量 = 1／1 = 1.0……①式$$

となります。しかし、脂肪が燃焼したときは二酸化炭素の産生量はブドウ糖を燃焼したときより少なくなり、呼吸商Rは約0.7となります。

　そして、通常の食事内容では、呼吸商は平均的な値である0.8が採用されます。つまり、健常人では一般的状態では「$CO_2$排出」より「$O_2$消費」が少し多くなるのです。この差は、肺胞内において酸素分圧（$P_AO_2$）が低下し、そして、その分だけ二酸化炭素分圧（$P_ACO_2$）が上昇するという現象となって表現されます。

## 【なぜ？　肺胞気式に呼吸商が必要？】

■理解しにくいので模式図（図8）で解説します。いま、中央の肺胞に二酸化炭素（$CO_2$）と酸素（$O_2$）が流入しています（窒素は体内で均等であると考えて無視します）。$CO_2$は組織の産生量によって、酸素は大気の酸素分圧によって規定されますが、いずれも安静時で「一定」と仮定します。一方、血液中の$CO_2$と$O_2$が一定であるならば、肺胞から出て行く$CO_2$の量も酸素の量も一定となります。したがって$CO_2$産生量＝$CO_2$排出量とすることができます。

■さて、炭水化物が燃焼するときは、$O_2$消費量と$CO_2$産生量（＝排出量）は同じ量になるので、呼吸商Rは①式の1.0になります。つまり、肺胞内の分圧を$O_2$と$CO_2$がちょうど折半する形で分け合うことになり、吸入気酸素分圧（$P_IO_2$）から単に二酸化炭素分圧（$PaCO_2$）を引けば、肺胞気酸素分圧（$P_AO_2$）になることが理解できます。

■次に、呼吸商が1以下の場合（正常値0.8や脂肪燃焼0.7）考えます。呼吸商Rが1以下であることは、R＝1のときに比較して$O_2$消費量が多く、$CO_2$排出量が少ないことを意味します。その状態を上記模式図と同じように表現すると右図（図9）になります。すなわち、$CO_2$と$O_2$は、窒素分圧を除いた残りの肺胞内分圧を折半することができな

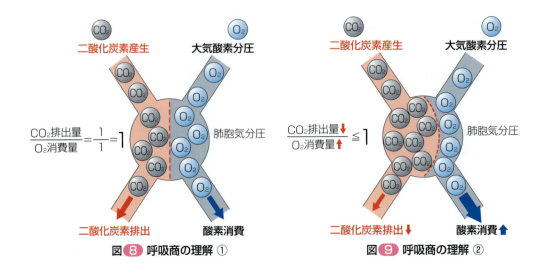

図 8 呼吸商の理解 ①　　図 9 呼吸商の理解 ②

くなり、結果として肺胞内の酸素分圧が減少することになります。肺胞内の分圧は一定であるので、ちょうど「**オセロゲーム**」のように$O_2$が減少すると、$CO_2$が増えることになります。この肺胞内の$CO_2$分圧の変化を表現するために、$PaCO_2$を呼吸商Rで割り算する必要が生じるのです。その値を吸入気酸素分圧（$P_IO_2$）から引くと、肺胞酸素分圧（$P_AO_2$）になるというのが、まさに「肺胞気式」なのです。

　ここまでの解説で混乱する方は、呼吸商を1として考えてみてください。すると、先程皆さんが学習した値とまったく同じになることがわかります。本書は基本的な理解に留めているので、詳細を知りたい方は呼吸生理学を勉強してください。

# 7 100％酸素を吸入しているときのPaO₂は?

　0℃、1気圧下の100％酸素の酸素分圧は、酸素しかないので760mmHgです。ただし、吸入気が上気道で37℃水蒸気飽和状態に加温加湿されると、水蒸気の分圧が割り込んできます。37℃飽和水蒸気圧は47mmHgなので（図10）、BTPSにおける吸入気酸素分圧（$P_IO_2$）は、

760 mmHg － 47 mmHg ＝ 713 mmHg

となります。

　次に肺胞気酸素分圧（$P_AO_2$）を求めましょう。100％酸素で一定時間呼吸すると体内の窒素は体外に換気によって排出されてしまうので、肺胞内には酸素と二酸化炭素しか存在しないことになります。つまり、肺胞気酸素分圧（$P_AO_2$）は、吸入気酸素分圧（$P_IO_2$）から肺胞気二酸化炭素分圧（$P_ACO_2$）を引くことで得られます。あとで述べますが（38ページ参照）、$P_ACO_2$は動脈血の$PaCO_2$と等しいとされるので、

$P_AO_2 = P_IO_2 － P_ACO_2 （≒ PaCO_2）$
　　　＝ 713 mmHg － 40 mmHg
　　　＝ 673 mmHg

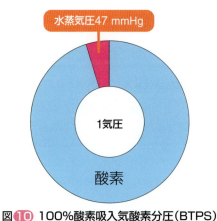

**図10** 100％酸素吸入気酸素分圧（BTPS）

となります。〔『ちょっとアドバンス』（28ページ参照）で述べた「肺胞気式」を使っても、663mmHgになります〕。そして、肺胞内の酸素が動脈血に移動する場合に、酸素分圧は少しだけ圧をロスします。このロス分の名前と正常値は、

A-aDO$_2$（肺胞動脈血酸素分圧較差）：大気呼吸時の正常値は10 mmHg以下…①

でした。したがって、PaO$_2$（動脈血酸素分圧）はP$_A$O$_2$（肺胞気酸素分圧）からA-aDO$_2$（肺胞動脈血酸素分圧較差）を引いた値であるので、

$$PaO_2 = P_AO_2 - A\text{-}aDO_2$$
$$= 673 \text{ mmHg} - 10 \text{ mmHg}$$
$$= 663 \text{ mmHg （理論値）}$$

となります。以上までを導けた方は**合格**です。

　しかしながら、実際に健康な皆さんが100％酸素で呼吸しても、PaO$_2$が600mmHg以上になることはまずありません。ここで初めて記載したのですが、①にA-aDO$_2$の正常値の前に「**大気呼吸時の**」と付けたのはそのためです。実は、高濃度酸素を吸気するときのA-aDO$_2$は、健常者でも大気呼吸時の正常値より大きくなることがわかっています。

　したがって、臨床的には100％酸素吸入時のPaO$_2$は年齢で多少異なりますが、以下のことを知っておいてください。

---

**Point⑬** 　**基礎**

吸入酸素濃度100 ％（F$_I$O$_2$；1.0）における

**健康成人のPaO$_2$：550〜600 mmHg**

（加齢で多少低下します）

# 8 肺胞から血液中への酸素の移動

> **質問** 酸素は呼吸運動によって肺胞に達しますが、肺胞から血管へはどのように移動するのでしょうか？
>
> ① 分子運動
>
> ② 酸素移動酵素
>
> ③ 赤血球磁力
>
> ④ 酸素分圧較差

　①、②、③は、でたらめの選択肢で、正解は④の分圧較差です。肺胞内と血液内の酸素分圧の差で、酸素分子は移動します。つまり、高い分圧と低い分圧の酸素が、酸素を通過する膜で隔てられると、高い分圧の酸素が低い分圧の酸素の方へ拡散して、同じ分圧になろうとします。これによって酸素は組織間を移動します。

> **Point⑭** **基礎**
>
> 酸素の組織間の移動は、分圧の較差による！
>
> ## 高い分圧から → 低い分圧へ

　では、肺胞と血液の間へ次に較差があるとすると、肺胞内の酸素が血液内に移動できるのはどれでしょうか？

① 肺胞内　100 mmHg　　血液内　140 mmHg

② 肺胞内　100 mmHg　　血液内　98 mmHg

③ 肺胞内　100 mmHg　　血液内　40 mmHg

① 肺胞内より血液内の方が高いので肺胞内の酸素は血液内に移動できないだけでなく、血液内の酸素は肺胞内へ逆に拡散することになります。

② 血液内の方が低く、一見すれば肺胞内から血液内へ酸素が移動できそうにみえま

すが、額面上では移動できません。なぜならば、A-aDO$_2$（肺胞動脈血酸素分圧較差）の正常値は10mmHg以下であり、通常でも5mmHg程度のA-aDO$_2$が存在します。したがって、この分圧較差では酸素の移動は困難といえます（『ちょっとアドバンス』35ページ参照）。

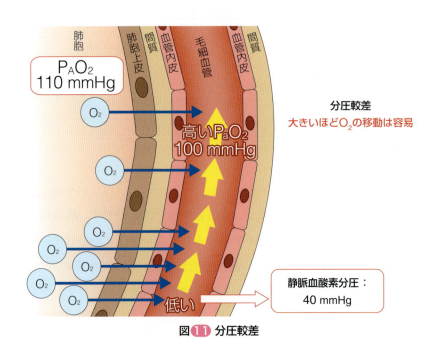

図⑪ 分圧較差

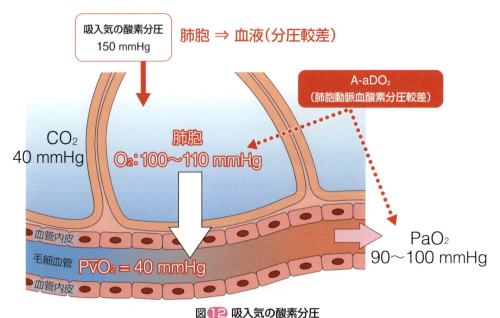

図⑫ 吸入気の酸素分圧

③ 両者の分圧較差は60mmHgもあり、血液内の方が低いので酸素は容易にしかも迅速に血液内に拡散します。したがって、正解は③のみです。実は酸素分圧40mmHgの血液というのが、静脈血の酸素分圧なのです（図11、12）。

### ちょっとアドバンス （A-aDO$_2$）

右心室 → 肺動脈 → 肺毛細血管と流れてきた酸素分圧40mmHgの静脈血は、肺を通過するわずかな時間にほぼ肺胞気と同じ酸素分圧に平衡（同じ値になる）します。つまり、肺胞と毛細血管の正常なユニットが正常に機能している場合、毛細血管内の酸素分圧PcO$_2$（cはcapillary：毛細血管）は、たった0.25秒で肺胞気酸素分圧P$_A$O$_2$と平衡に達します。毛細血管の血液が肺胞を通過する平均時間は0.75秒といわれるので、余裕で静脈血は肺胞通過中に酸素化されてしまいます。したがって、正常な肺胞−毛細血管レベルではA-aDO$_2$はほとんど存在しないことになります。しかし、臨床では肺毛細血管内の酸素分圧を測定することは不可能なので、私たちはこれを動脈血の酸素分圧PaO$_2$で代用しています。

ところが、P$_A$O$_2$とPaO$_2$を比較すると、わずかですが両者に差を認めるようになり、健常人でも10mmHg以下のA-aDO$_2$が存在するのです。

その原因は、肺胞を通過しない**短絡血流（シャント血流）**が存在するからです。おもなものをあげると、

① 気管支を栄養する気管支動脈からの血液は肺静脈（酸素化された血液）に灌流しますが、この血液は酸素を消費した静脈血となっています。

② 約3億個ある肺胞がすべて完璧に拡張し、また毛細血管の血流も完全に適正であるわけがなく、不十分もしくは中途半端な部分が必ず存在すると考えられています。このような肺胞ユニットから灌流する血液は、肺胞気と十分に平衡しないまま動脈血に含まれてしまいます。これは厳密にはシャントではないので、シャント様血流と呼ばれます。

③ 特殊なものとして、心臓のテベシウス血管と呼ばれる極めて小さなシャント血流も1つの要因とされます。

臨床的にA-aDO$_2$（肺胞動脈血酸素分圧較差）は呼吸不全の重要な指標として使用されています。例えば、肺線維症では線維化による拡散能力の低下を評価したり、ARDSの場合には無気肺部分を通過するシャント血流の割合を評価したりすることに利用されます（図13）。

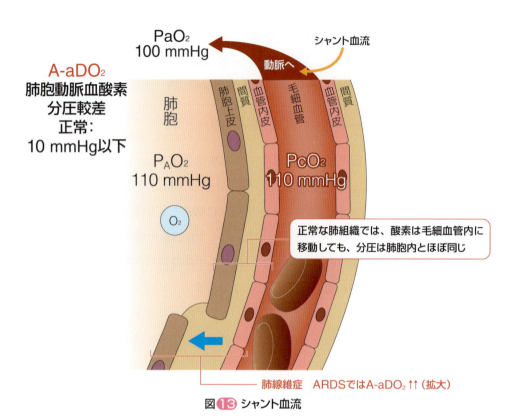

図⓭ シャント血流

---

**サイエンスボックス** 肺の微小構造

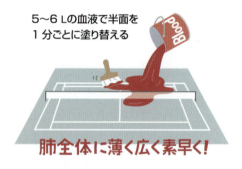

　肺胞毛細血管の血流に関しても、肺は驚くべき能力を持っています。つまりテニスコート半面分（70～100 m²）の肺の呼吸面積を、私たちはわずか数リットルの血液（心拍出量）で1分ごとに塗り替えているということができます。

　そして、このテニスコートは超ハイテク薄膜素材でできていて、肺胞側の気相と毛細血管側の液相の間には、わずか数ミクロンの隔たりしかありません。このことは、肺にうっ血や炎症が発生すると容易に肺水腫が起きることを示す傍証ともいえます。

# 9 二酸化炭素の血液中から肺胞への移動

**質問** 次に、二酸化炭素の排出について考えてみましょう。静脈血に乗って肺に運ばれた二酸化炭素は、どのように肺胞内へ移動するのでしょうか？

① 分子運動
② 二酸化炭素分泌酵素
③ 肺胞線毛運動
④ 二酸化炭素分圧較差

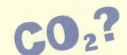

答えは、酸素の場合と同じく④の血液と肺胞内の二酸化炭素分圧較差です。①、②、③は、まったくのでたらめです。

**Point⑮ 基礎**
二酸化炭素の組織間の移動は、分圧の較差による！
## 高い分圧から → 低い分圧へ

では、どれくらいの分圧較差があるのか、考えてみましょう。肺胞の毛細血管では静脈血の余分な$CO_2$が排出され、最終的に動脈血の二酸化炭素分圧になります。

**Point⑯ 基礎**
動脈血二酸化炭素分圧：（$PaCO_2$）の正常値 ＝ 40 mmHg　　丸暗記

したがって静脈血の$CO_2$分圧（$P\bar{v}CO_2$）は、必ず40mmHgより高いはずです。なぜならば、静脈血中の$CO_2$は、静脈血より低い肺胞内の$CO_2$分圧と接した結果、$CO_2$は分圧較差で血液中から肺胞側へ拡散します。そして、ほぼ平衡に達した結果として、動脈血の二酸化炭素の分圧である40mmHgになったと考えることができます。では、

静脈血の二酸化炭素分圧はいくらでしょうか？

**問題6** 静脈血二酸化炭素分圧〔正確には混合静脈血二酸化炭素分圧（$P\bar{v}CO_2$）〕はいくらか？

❶ 40 mmHg

❷ 45 mmHg

❸ 50 mmHg

❹ 60 mmHg

### 解答・解説

❶を選択した方は、もう一度前の解説を見直してください。正解は❷です。

酸素分圧の較差は動静脈で60mmHgもあったのに比較して、**二酸化炭素の動静脈の分圧較差はわずか5mmHgしかないのです！**本当にこのような小さい分圧較差で$CO_2$は移動できるのでしょうか。答えは「Yes」です。

実は二酸化炭素は非常に拡散しやすい性質を持つ気体で、同じ分圧較差では酸素より20倍も移動しやすいのです。

**Point⑰** 基礎

### $CO_2$ は $O_2$ よりも20倍も拡散しやすい性質を持つ

したがって、たった5mmHgの分圧較差でも十分に血液から肺胞へ拡散が可能です。この特性によって、二酸化炭素は、酸素とは大きく異なるところがあります。

酸素と同じように考えると、A-a$DO_2$と同じような「消費税」が$CO_2$に関しても必要になると考えられます。しかし、拡散のよい$CO_2$では$v$-A$CO_2$（静脈肺胞二酸化炭素較差）なるものは無視してよいことになっています。すなわち、健常肺では肺胞気二酸化炭素分圧$P_ACO_2$は、肺毛細血管二酸化炭素分圧$PcCO_2$、および動脈血二酸化炭素分圧$PaCO_2$と等しいと考えます（図14）。

**Point⑱** 基礎

### $P_ACO_2 \fallingdotseq PcCO_2 \fallingdotseq PaCO_2$

38

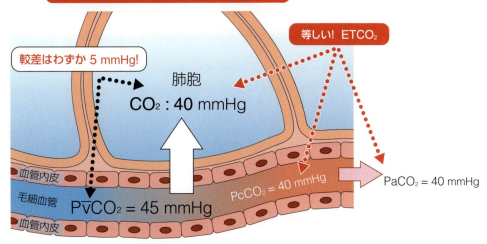

図14 $CO_2$は$O_2$より約20倍移動しやすい

### ① 呼気終末二酸化炭素分圧（ETCO₂）

　この原則に基づいて、私たちは呼気終末の二酸化炭素濃度（ETCO₂）を測定し、その値を動脈血二酸化炭素分圧（PaCO₂）に代わるものとして使用しています。なぜ呼気終末かというと、最後に出て来る呼気は確実に肺胞内にあったガスであるといえるからです。したがって、呼気最終部分のCO₂分圧は、PaCO₂をデータとして使用できるわけです。

　ただし、呼気が円滑に排出されないときには、真に肺胞内にあったガスが測定されているかどうかわからなくなります。COPDや喘息のような呼出障害がある場合には、ETCO₂がPaCO₂を正しく反映しているかどうかを、実際の血液ガスデータから検討しなければなりません。

# 10 復習問題：エベレスト登頂時の $PaO_2$ は？

さて、第1章のまとめとして、冒頭部分で述べたエベレスト登頂したときの動脈血酸素分圧を考えてみましょう。いままでの知識を活用すれば理解できます。

世界最高峰のエベレストで大気呼吸しているときの動脈血をガス分析をした結果が世界的に有名な医学雑誌 New England Journal of Medicineに報告されています。測定された高度は8,400m（気圧363hPa：272mmHg）で、4検体のデータの平均は以下の通りです。

平均 $PaO_2$ ： 24.6 mmHg （19.1～29.5 mmHg）

平均 $PaCO_2$ ： 13.3 mmHg （10.3～15.7 mmHg）

平均 A-a$DO_2$ ： 5.4 mmHg

●参考文献●

Michael, PW. et al. for the Caudwell Xtreme Everest Research Group. Arterial Blood Gases and Oxygen Content in Climbers on Mount Everest. N Engl J Med. 360, 2009, 140-9.

病院内でこのような血液ガス分析の結果を発見したら、すぐに気管挿管されて人工呼吸されてしまうでしょう。つまり、エベレストに登ることができる人は並外れたアスリートに限られ、そのうえ科学的な肉体改造のトレーニングを積まなければなりません。例えば、登山者たちの動脈血酸素含量（$CaO_2$）は、高度7,100mでもヘモグロビン濃度（Hb）の上昇などによって平均で19.7mL/dL以上に維持されています。これはHb15g/dLの健常人の海抜0mの動脈血酸素含量（$CaO_2$）と大差ありません。さらに、彼らの動脈血酸素含量（$CaO_2$）は高度8,400mに達しても、そこから26％減少するだけで14.7mL/dLに維持されます。この値はHb10g/dLの貧血患者の酸素含量に相当し、登坂は辛いでしょうが活動は可能なレベルといえます。つまり、トレーニングを積まなければエベレスト登頂は危険極まりないチャレンジといえます。

では、復習としてエベレスト山頂の気圧と$PaCO_2$、A-a$DO_2$がわかっているとして、8,400mにおける$PaO_2$を計算で求めてみましょう。

吸入気酸素分圧（$P_IO_2$）：

(8,400mの気圧 − 飽和水蒸気圧) × 大気酸素濃度

$$= (272\ \text{mmHg} - 47\ \text{mmHg}) \times 20.9\ \% = 47.0\ \text{mmHg}$$

肺胞気酸素分圧（$P_AO_2$）：

吸入気酸素分圧（$P_IO_2$）− 動脈血二酸化炭素分圧（$PaCO_2$）/ 0.8

R：呼吸商を一般的な0.8とします。

$$= 47\ \text{mmHg} - 13.3\ \text{mmHg} / 0.8 = 30.4\ \text{mmHg}$$

動脈血酸素分圧（$PaO_2$）：

肺胞気酸素分圧（$P_AO_2$）−肺胞動脈血酸素分圧較差（A-a$DO_2$）

$$= 30.4\ \text{mmHg} - 5.4\ \text{mmHg}$$
$$= 25.0\ \text{mmHg}$$

となり、実測値とほぼ同じ値を導くことができます。

**問題7** 高度な（？）問題

ジェット機は35,000 ft（約10,000 m）の高い高度を飛行しているが、搭乗者が高山病にならないのはなぜか？（1 ft：1フィート = 30.5 cm）

**解答・解説**

ジェット機の客室は与圧されているからです。与圧とは気圧に圧をかけて高く保つことです。客室内は高山病にならないように海抜2,000m以下の気圧、すなわち約0.8気圧以上に維持されるように制御されています。もし、客室内が0.7気圧以下（高度にして10,000ft：約3,000m以上）になると、非常用酸素系統（emergency oxygen system）が自動的に作動して、頭上から酸素マスクが降りてきます。

　一方、プロペラ機には非常用酸素系統は装備されていません。理由は、プロペラ機は低いところしか飛行しないためで、救急用携帯酸素と呼ばれるボンベが準備されているだけです。（JAL『航空実用辞典』よりhttp://www.jal.co.jp/jiten/dict/p145.htmL#02）

第1章 血液ガスの基本 まずは「身の回りのガス（気体）」の理解から

**10** 復習問題：エベレスト登頂時の$PaO_2$は？

**? 問題8**　機内の緊急対処は？

　高度35,000 ft（高度10,000 m）で、機体の一部が突然壊れて客室内の気圧が急に低下し始める事故が起き、酸素マスクが降りてきたときどう対処するか？

　ただし、あなたは幼い子どもを連れている。

❶ あなたの子どもにまず酸素マスクを装着し、それから自分が装着する

❷ あなた自身が先に酸素マスクを装着し、それから子どもに装着する

❸ あなたが酸素マスクを口にくわえながら、子どもにマスクを装着する

## 解答・解説

　答えは❷です。一般的に高い高度で客室内が大気に開放された場合、いきなり一般人がエベレストの山頂に連れて行かれた場合よりも危険な状態になると想像してください。

　したがって、意識が保てるのは数呼吸、長くてもわずか60秒程度と考えなければなりません。したがって、まずあなた自身の意識レベルを維持して正常な思考回路を確保しなければ、危機に対処することができません。子どもを優先しようとすると2人とも意識を失って、シートベルトも着用できずに致命傷を負うことになりかねません。

　「酸素マスクをくわえながら」というのは一挙両得の考え方ですが、緊急時には次の瞬間にどのような事態になるか予測できないために、確実性を優先すべきです。大きく揺れてくわえたマスクを落とすかもしれません。

---

**Point⑲　重要**

**大切な人を助けたければ、まず自分が酸素マスクを付けよ！**

---

　実は、同じような状況が病院の中にもあります。高濃度酸素を必要としている呼吸不全の患者が呼吸困難感に駆られて酸素マスクを外したり、医療スタッフがマウスケアのために不用意に酸素マスクを外したりすると、低酸素血症によって意識レベルが低下したり、不穏になったりする原因となるので、注意し

てください。

**発展問題**　なぜ数呼吸で意識がなくなるのか？

　平地では１分程度息を止めていても意識がなくならないのに、なぜ、高高度では数呼吸で意識がなくなるのでしょうか？　実は同じ現象が換気の悪いマンホールに転落した場合にも起こります。転落して２～３呼吸で意識を消失して、脱出することもかなわず、そのまま低酸素血症で死亡してしまうという事故が毎年必ず報道されます。つまり、酸素欠乏症と呼ばれる事故です。

　私たちは極端な低酸素状態の環境に急に放り込まれると、どのようなことが起きるのかを、酸素欠乏症を例にとって考えてみましょう。

　そこで、次の条件からあなたの動脈血酸素分圧（$PaO_2$）を求め、その機序を推定してください。

■ マンホール内の条件

　（1）当日の現地天気予報で気圧は1013 hPa

　（2）あなたが転落したマンホール底部の酸素濃度は６％

　（3）あなたの動脈血二酸化炭素濃度（$PaCO_2$）は 40 mmHg

　（4）あなたの$A\text{-}aDO_2$は５mmHg

#### 解説

■ 大気圧1013 hPaは１気圧であり、単位がミリメートル水銀柱では、

　　　1013 hPa ＝ １気圧 ＝ 760 mmHg

■ 大気圧下で酸素濃度６％のときの吸入気酸素分圧（$P_IO_2$）

　$P_IO_2$ ＝（気圧 － 37 ℃飽和水蒸気圧）× 酸素濃度

　　　＝（760 mmHg － 47 mmHg）× ６％

　　　≒ 43 mmHg

■ 肺胞気酸素分圧（$P_AO_2$）

　$P_AO_2$ ＝ 吸入気酸素分圧（$P_IO_2$）－ $PaCO_2$（もしくは$PaCO_2/0.8$）

　　　＝ 43 mmHg － 40 mmHg（もしくは50 mmHg）

　　　＝ ３mmHg（もしくは －７mmHg）

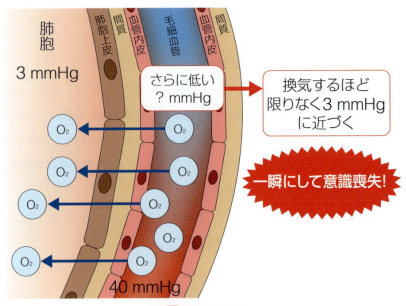

図15 酸素欠乏症

　さて、困りましたね。動脈血酸素分圧（$PaO_2$）＝ $P_AO_2$ － $A\text{-}aDO_2$なので、今までの計算では$PaO_2$が負の圧になってしまいます。そこで、肺胞内の状態を模式図でみてみましょう。

　肺の毛細血管に流れ込む静脈血酸素分圧（$P\bar{v}O_2$）は40 mmHgですが、肺胞気酸素分圧（$P_AO_2$）は3 mmHgしかありません。肺胞レベルにおける酸素の移動は分圧較差で高い方から低い方へと拡散するという原理に従うと、酸素は肺毛細血管の血液側から肺胞腔内へ逆拡散することになり、心臓に還って行く血液はさらに酸素を失って、$PaO_2$は限りなく肺胞気酸素分圧の3 mmHgに近づくことになります。

　そして、呼吸困難感を感じて過換気すればするほど早く$PaO_2$は低下することになります。その結果、脳血流は直ちに極端な低酸素血症に陥り、脳細胞は機能を失って、一瞬にして意識を消失することになります（図15、16）。

　換気の悪い作業場や火山ガスに伴う低酸素血症の事故では、単に低酸素血症のみならず、硫化水素や一酸化炭素の中毒も同時に発生することが多く、救命のみならず救出さえ困難になる場合が少なくありません。このような状況が疑われるときは、準備なく不用意に近づくことは非常に危険で、多重災害になることを忘れてはいけません。

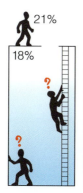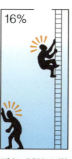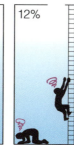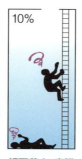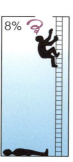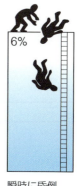

| 濃度 | 症状 |
|---|---|
| 21% | |
| 18% | 安全限界だが連続換気が必要 |
| 16% | 呼気・脈拍の増加、頭痛、悪心、吐き気 |
| 12% | めまい、吐き気、筋力低下、体重支持不能で墜落（死につながる） |
| 10% | 顔面蒼白、意識不明、嘔吐（吐物による気道閉塞で窒息死） |
| 8% | 失神昏倒 7〜8分以内に死亡 |
| 6% | 瞬時に昏倒、呼吸停止、けいれん6分以内に死亡 |

図⓰ 酸素欠乏症（酸素濃度と症状）

財団法人労働安全衛生管理協会：酸素欠乏危険作業(引用一部改変)

## 解答

❶ 肺胞気酸素分圧が静脈血酸素分圧より低いために、肺胞毛細血管レベルで酸素の逆拡散が起こり、極端に低い低酸素血症が発生する。

❷ 酸素欠乏症以外に、マンホール内には他の有毒ガスが貯留していた可能性がある。

第 **2** 章

# 気体の表現

　ここまでは気体（ガス）の圧と濃度の話を中心に解説してきました。しかし、圧や濃度だけでは生体内のガスの状態を正確に表現できません。そこで本章では、まず気体をいろいろな角度から表現する方法について勉強します。そして、酸素が身体の中でどのような動きをしているのかを学習します。本章の終わりには人間の血液ガスの生理機能がいかに素晴らしいか、を理解できるはずです。

# 1 気体の表現

> **質問** 次のうちどれが最も患者の酸素状態が良好でしょうか？
> ① PaO₂ 　　90 mmHg
> ② SaO₂ 　　98 ％
> ③ Ct.O₂ 　　20 mL/dL

　答えは、「このままではどれがよいのかはわかりません」です。なぜならば、それぞれが表現しているものが異なるからです。①は圧ですし、②は割合、③は量を表現しています。つまり、比較する場合は、同じ状態で比べなければ良し悪しはいえません。呼吸やガスの話をする場合は、どの状態の話をしているのかを常に考えていなければ混乱してしまいます。血液ガスの話がわからないという人の多くは、ガスの状態を「ごった煮」にして考えていることが非常に多いという事実があります。「ごった煮」の状態とは、例えば、ウエスト100cmの人と服のサイズがXLの人と、どちらが太っているかを考えているのと同じです。比較するならウエストサイズか服のサイズで両者を比較するか、あるいは両者の体重を比べるべきです。

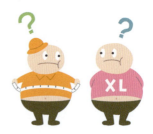

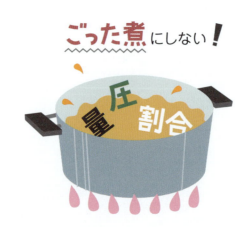

では、わかりやすい例として、あなたのお財布を血液ガスで表現して解説してみましょう。以下にお財布の状態を、圧と割合と量（金額）で表現してみました。

$P_{財布}¥ = 100$ mmHg　（パンパン）　：圧

$S_{財布}¥ = 120$ %　（入れスギ）　：割合

$Ct_{財布}¥ = 856$ 円　（寒いよ〜）　：量

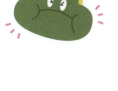

ちなみに、ボーナスが出たら、

$P_{財布}¥ = 5$ cmH$_2$O　（ちょうど良い）：圧

$S_{財布}¥ = 80$ %　（何でも8分目）：割合

$Ct_{財布}¥ = 100,000$ 円　（ほくほく）：量

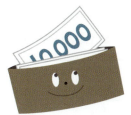

となります。つまり、圧が高くても金額（量）が少ない、割合が少なくても金額（量）が多いという現象もある訳で、着目している対象が何を表現しているのかを常に意識しておく必要があります。

では、簡単な問題をしましょう。
10mLの注射器に10mLの大気が入っているとき、酸素分圧、酸素濃度、酸素含量の値はいくらでしょうか？　大気の酸素濃度は20%、大気の酸素分圧は150mmHgとします。なお、【問題3（応用）】の注射器は、【問題1（基本）】の注射器の先端を閉鎖して、ピストンを押して注射器内を2気圧まで押し上げています。

### 問題1（基本）

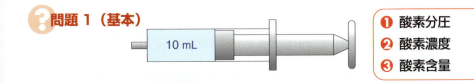

❶ 酸素分圧　　mmHg
❷ 酸素濃度　　%
❸ 酸素含量　　mL

**解答・解説**

注射器の中のガスは大気とまったく同じなので、

❶ 酸素分圧

大気とまったく同じで150mmHgです。

❷ 酸素濃度

20％になります。

❸ 酸素含量

10mLの注射器の中に、酸素は20％含まれることになるので、10mL×0.2＝2mLになります。

では、同じように考えて次の2つの応用問題に答えてください。

**問題2（応用）**：100 mLの注射器に大気が100 mL入っています。

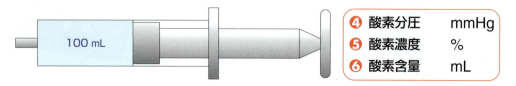

❹ 酸素分圧　　mmHg
❺ 酸素濃度　　％
❻ 酸素含量　　mL

**解答・解説**

❹ 酸素分圧

単に気体の量が100mLになっただけで、大気とまったく同じガスが封入されています。したがって、酸素分圧は大気と同じく150mmHgです。

❺ 酸素濃度

同じ理由で、酸素濃度も20％です。

❻ 酸素含量

注射器内容は100mLと10倍になっているだけで、内容は大気そのものなのです。したがって酸素含量は、100mL×20％＝20mLになります。

決して難しい問題ではありませんね。

**問題3（応用）**：基本問題1の注射器を押して注射器内を2気圧（容量5 mL）にしています。

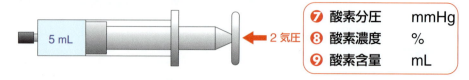

❼ 酸素分圧　　mmHg
❽ 酸素濃度　　％
❾ 酸素含量　　mL

## 解答・解説

### ❼ 酸素分圧

2気圧とは、1気圧760mmHgの2倍ということなので、

760mmHg × 2 ＝ 1520mmHg

の圧力が注射器内に発生していることになります。酸素分圧は、水蒸気圧を引いて［気圧 × 濃度（20％）］で算出できます。

（1520mmHg － 47mmHg）× 0.2 ＝ 294.6mmHg

しかし、こんな計算をしなくても1気圧の酸素分圧は150mmHgなので、単純にこれを2倍して、

150mmHg × 2 ＝ 300mmHg

でもOKです。厳密には多少の差はありますが、今は無視しましょう。

### ❽ 酸素濃度

大気にいくら圧がかかっても注射器の中のガス組成には変化がないので、酸素濃度は大気と同じ20％です。

### ❾ 酸素含量

注射器の中が2気圧になると、中の気体の体積は1/2になります（大昔に習ったボイルの法則です）。2気圧の状態では注射器内は5mLです。したがって酸素含量は、酸素濃度を掛けて、

5 mL × 0.2 ＝ 1 mL

ということになります。減ったように感じますが、あくまでも2気圧を基準に考えると、1mLが気体全体に占める酸素の量ということになります。

| ① 150 mmHg | ④ 150 mmHg | ⑦ 300 mmHg |
|---|---|---|
| ② 20 % | ⑤ 20 % | ⑧ 20 % |
| ③ 2 mL | ⑥ 20 mL | ⑨ 1 mL |

第2章

気体の表現

1 気体の表現

# 2 酸素と二酸化炭素の流れ

　酸素は最終的に細胞に運ばれ、エネルギー源である糖や脂質を燃焼するために使われます。そこで、大気から末梢組織に至るまでの経路を順に並べてみましょう。図1からわかるように、酸素は呼吸運動（換気）によって肺胞まで運ばれます。肺胞からは分圧較差によって血液に移動したのち、血流に乗って末梢組織まで運ばれます。そして、酸素が血液から細胞内へと移動する部分は、再び分圧較差によって移動します。つまり、着目する部分によって最も適切な「ガスの表現」は異なり、表現の意味するところを知る必要があります。

　また、酸素化に関するトラブルがあった場合は、この流れに沿ってチェックしていけばよいことになります。

(1) 酸素濃度および分圧は十分か？　　　　　　（吸入酸素濃度は十分か？）
(2) 換気量が十分か？　　　　　　　　　　　　（分時換気量は十分か？）
(3) 肺胞が十分に拡張しているか？　　　　　　（呼吸不全はないか？）
(4) 血液量・ヘモグロビン濃度は十分か？　　　（脱水・貧血はないか？）
(5) 心臓から拍出される血液は十分か？　　　　（血圧・脈拍・尿量などは十分か？）
(6) 末梢の循環は十分に保たれているか？　　　（末梢に冷感・冷汗を認めないか？）
(7) 細胞の代謝は適切か？　　　　　　　　　　（代謝性アシドーシスはないか？）

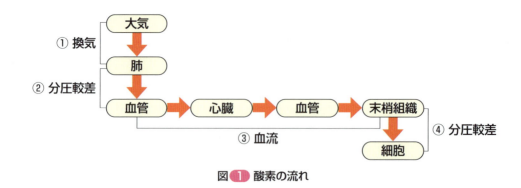

図1　酸素の流れ

一方、組織で発生した二酸化炭素（$CO_2$）は静脈血に溶けて、静脈経路で酸素とは逆に進むことになります（図2）。

　二酸化炭素に関する異常を認めた場合、酸素の場合と同じように、この経路に沿ってトラブルの原因をチェックしていけばよいことになります。

> （1）代謝・$CO_2$産生は適当か？　　　　　　　　　（発熱・低体温はないか？）
> （2）末梢の循環は十分に保たれているか？　　　　（末梢に冷感・冷汗を認めないか？）
> （3）心臓および肺を灌流する循環は適正か？　　　（血圧・脈拍・尿量などは十分か？）
> （4）換気量は十分か？　　　　　　　　　　　　　（分時換気量は十分か？）

　酸素および二酸化炭素が生理的なレベルを大きく逸脱すると、人間は危機を察知して交感神経を過緊張させて対応しようとします。いわゆる「アドレナリンが出る」という反応です。

　交感神経の過緊張では、血圧は上昇し、頻脈、末梢血管収縮、尿量減少などが認められ、最終的には意識レベルの異常を来すようになります。皮膚は冷たく、触れると「ジトーッ」とし、顔面には玉のような汗を認めます。

　写真1は、術後急性呼吸不全によって低酸素血症と高二酸化炭素血症を来した、食道癌根治術後患者の前額部です。皮膚の所見が左右でまったく異なりますが、右側だけをタオルで拭いたわけではありません。この患者は右頸部交感神経がリンパ節郭清時に切断されていて、まったく右側顔面の交感神経の緊張が起こらない状態にあります。したがって、右側はいつもピンク色でホカホカです。一方、左側前額部の皮膚は交感神経の過緊張で冷たく、「ジトーッ」と玉の汗をかいています。毛根からは脂さえ滲み出ています。この違いが交感神経の緊張の「ない時」「ある時」の違いです（写真1）。

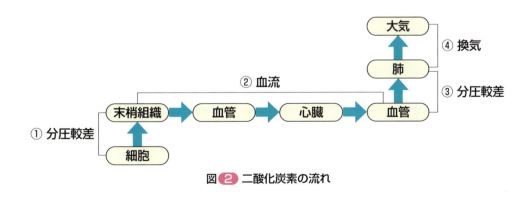

図2　二酸化炭素の流れ

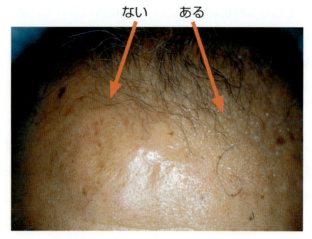

写真① 食道癌根治術後の患者の前額部
交感神経緊張の有無による違い

### Point① 基礎　　　　　　　　　　　　　　丸暗記

　少なくとも以下の動静脈の正常値は重要なので確実に記憶してください。よくある間違いは、混合静脈血酸素飽和度（$S\bar{v}O_2$）を45％とする間違いです。$S\bar{v}O_2$は75％です。いくらか幅はありますが、ここでは1つの数字を確実に覚えてください。

動脈血　$PaO_2$　：　100 mmHg
　　　　$SaO_2$　：　98 ％
　　　　$PaCO_2$　：　40 mmHg

静脈血　$P\bar{v}O_2$　：　40 mmHg
　　　　$S\bar{v}O_2$　：　75 ％
　　　　$P\bar{v}CO_2$　：　45 mmHg

# 3 血液中の酸素の量

「圧」の話の次に考えなければならないのは、血流に乗って組織に運ばれる酸素の「量」です。この量は次の3つの因子で規定されます。

> **Point②　基礎**
>
> ① 血液中の酸素の量（Ct：酸素含量 mL/dL）
> ② 心拍出量（L/min）
> ③ 組織に渡す量（mL）

難しく考えずに鉄道模型を思い浮かべてください。「酸素」を運ぶべき貨物であるとすると、①は貨物列車の貨車に積載する酸素の量、②は貨物列車が1分間にレールを何周するか、③は組織という駅を通過するときに降ろす酸素の量、と言い換えることができます。ここでは、「①血液中の酸素の量」について学習します。

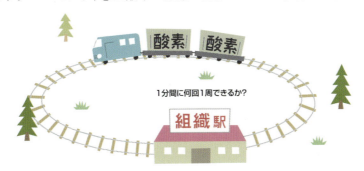

## ❶ ヘモグロビンと結合する酸素

酸素はヘモグロビンに結合して運ばれるということは、小学生の理科の参考書にも書かれています。そこで小学生の中学受験問題を少しひねって出題します。正しいか、誤っているかを回答してください。

**問題1**　血液中で酸素を運搬するのは、ヘモグロビンのみである。

**問題2**　動脈血のヘモグロビンは肺で酸素と結合し、静脈血のヘモグロビンは組織で酸素をすべて放出する。

中学受験にこんな問題が出るはずはないと思われた方は認識不足です。現実はもっと過酷です。実は私の母校は中学入試の理科に血液ガスを解釈する問題を出題していました。卒業生もびっくりです。小学生に負けないように！

## 解答・解説

問題 1 も問題 2 も明らかに間違いです。

まず問題 1 からみていきましょう。血液の中でヘモグロビンだけが酸素を運んでいるわけではありません。酸素は血漿にも溶けて運搬されていて、このようにして運ばれる酸素を「溶存酸素」といいます。これに対して、ヘモグロビンと結合して運ばれる酸素のことを「結合酸素」といいます。したがって、以下の関係が成立します。

---

**Point③** 　基礎

### 血液中の酸素の量 ＝ 結合酸素の量 ＋ 溶存酸素の量

---

次に問題 2 です。ヘモグロビン（Hb）という蛋白質 1 分子は、酸素分子$O_2$をいくつ結合して運べるのでしょうか？

---

**Point④** 　基礎

### ヘモグロビン 1 分子　⇒　酸素分子 4 分子が結合可能

---

つまり、1 個の酸素分子が付けば、ヘモグロビンは25％酸素飽和されたといえます。2 個で50％、3 個で75％、4 個付けば100％酸素飽和となり、ヘモグロビンはそれ以上の酸素分子と結合することができません。動脈血の酸素飽和度は98％なので、ほぼ 4 個の酸素分子が結合していることになります。では、静脈血は何個ヘモグロビンが付いた状態なのでしょうか？　実は静脈血といっても、酸素分子は 3 個も結合したまま残っているのです。つまり、ヘモグロビンは酸素を 1 個だけしか組織に渡さないのです。逆に肺では、欠けた 1 個分をもらうだけです（図 3 ）。

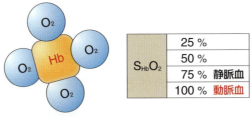

図 3 ヘモグロビンの酸素飽和度

　動脈血および静脈血の酸素飽和度（SaO$_2$、S$\bar{\text{v}}$O$_2$）は、ヘモグロビン1分子についてではなく、血液全体でみてヘモグロビンがどれくらい酸素と結合しているかを知るパラメーターです。これに関連して記憶に残る愉快な質問がありました。

> **質問** ある学生さんが質問しました。
> 「結合は4つと決まっているのに、なぜ0％、25％、50％、75％、100％以外の数字がモニターに出るのですか？」

　疑問を感じる発想が素晴らしいですね。余談ですが、大発見はどんな小さな疑問でも、疑問と感じて質問をしたり、試してみたりする情熱によって生まれてくるものです。

　さて、質問に対する回答は次の通りです。酸素が4個結合（飽和度100％）したヘモグロビンが90分子と、酸素が3個結合した（飽和度75％）ヘモグロビンが10分子、両者が混在した状態を想定しましょう。そして、両者を合わせた100分子のヘモグロビンの全体の酸素飽和度を以下の式で計算してみると、中途半端な数字が出てきます。
　この想定問題での酸素飽和度は、

Hb100分子に実際に結合したO$_2$の量 ÷ Hb100分子に結合可能なO$_2$の量 × 100（％）
＝　　{(90 × 4) ＋ (10 × 3)}　÷　　{(90 ＋ 10) × 4}　　× 100
＝　　　　　390　　　　　÷　　　　　400　　　　　× 100
＝　　　　　　　　　　　97.5 ％

　四捨五入すると98％で、健常人が大気呼吸するときの動脈血酸素飽和度の正常値と

なります。つまり、皆さんの動脈血は赤い血だといっても、ヘモグロビンの約1割が静脈血と同じレベルに留まっていることになります。

## ❷ 血液中のヘモグロビンに結合する酸素の量－結合酸素－

ヘモグロビン（Hb）と結合する酸素の量【結合酸素】を知るには、以下の事項を知る必要があります。

### ① 酸素の量は血液100 mL当たりが基本

血液中の酸素の量といっても、動脈血、静脈血がそれぞれどれくらいあるか知ることは不可能です。そこで血液100mL当たりの酸素の量を基本に考えます。なぜ100mLか、誰が決めたかは知りませんが、Hb濃度の単位も血液100mL（1 dL）当たりで規定されるので、100mLが都合がよいのです。

> **Point⑤** 　基礎
>
> ### 酸素含量は血液100 mL（＝1 dL）当たりで計算する

### ② Hb濃度（g/dL）を知る

ここでは例として、Hbは15g/dLで考えます。

### ③ 酸素飽和度を知る

動脈血なら$SaO_2$、静脈血なら$S\bar{v}O_2$を知る必要があります。ここでは例として、動脈血酸素飽和度（$SaO_2$）を98％とします。

### ④ Hb 1 gに結合可能な酸素の量は1.34 mL

つまり、酸素分子が4個付いた状態のHb 1 gが持つ酸素の量です。1.34mLという数字は記憶すべき数字です。ただし、本によっては1.39mL、もしくは1.36mLを採用するものもあります。本書では1.34mLとします。

> **Point⑥** 　基礎
>
> ### Hb 1 gに結合可能な酸素の量：1.34 mL　　　丸暗記

**❓問題3** 動脈血100 mL、Hb15 g/dL、酸素飽和度98％の結合酸素の量を求めよ（単位はmL/dL、もしくはvol％）。

**解答**

結合酸素 = 1.34 × Hb × 酸素飽和度
= 1.34 × 15 × 0.98
= 19.70 mL/dL

**問題4** Hb10 g/dL、S$\bar{v}$O$_2$ 75%の静脈血中のHb結合酸素（vol%）を求めよ。

**解答**

単位がvol%（= mL/dL）と指定されているので、静脈血100mL当たりの結合酸素を求めます。

結合酸素 = 1.34 × Hb × 酸素飽和度
= 1.34 × 10 × 0.75
= 10.05 vol%

## ❸ 血漿中に溶けている酸素の量－溶存酸素－

気体を液体に溶かすには圧をかけます。コーラの栓を抜くと二酸化炭素の泡が出てくるのは、ビンの中の圧が解除されたため、逆に液体から気体が出てきたという現象です。

酸素も同じく高い圧があればあるほど、物理現象として血漿に多く溶けます。血液中の酸素の圧は分圧で示されるので、PaO$_2$もしくはP$\bar{v}$O$_2$が高いほど酸素は血漿に多く溶けます。しかし、どれくらい溶けるかというと、実はあまり溶けません。

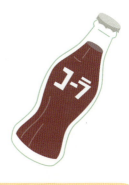

**Point⑦** 基礎

酸素分圧 1 mmHg当たり ⇒ 0.003 mL　　丸暗記

今、PaO$_2$を100mmHgとすると、動脈血の血漿に溶存している酸素の量（**溶存酸素量**）は、

溶存酸素量 = 0.003 × 100 = 0.3 mL

100％酸素吸入時のPaO₂が600mmHgであるなら

溶存酸素量 ＝ 0.003 × 600 ＝ 1.8 mL

つまり酸素は、液体に溶けやすい二酸化炭素と比較して、非常に血漿に溶けにくい特性を持っています（サイエンスボックス参照）。

> **サイエンスボックス** 炭酸水と酸素水
>
>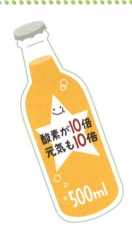
>
> 　炭酸飲料は、圧をかけて強制的に二酸化炭素を飲料に溶存させています。どれくらいの圧かというと、3.5～4.0気圧もの圧が容器内にかかっています。栓を抜くとポン！　とよい音がするわけです。この圧は医療用酸素の中央配管圧とほぼ同じです。結構な圧ですね。炭酸飲料水はこの圧によって、溶液の体積の約3.5倍の二酸化炭素を溶存させています。したがって、500 mLのペットボトル中の二酸化炭素量は、
>
> 500 mL × 3.5倍 ＝ 1 750 mL
>
> となり、泡がしばらく出続けます。
> 　では、酸素で清涼飲料水を作るとどうなるのでしょうか。<u>大気中の酸素は4℃で、水100 mL当たり最大0.92 mLしか溶けません【①】</u>。食塩などの混ざり物があると、酸素はさらに溶けにくくなります。したがって、100％酸素で4気圧をかけた500 mLのペットボトルでも、
>
> 0.92 mL × 5（dL）× 4（気圧）× 100（％）/20（％）＝ 92 mL
>
> ということで、酸素ではシュワ～ッと爽やかな清涼飲料水を作ることは不可能です。ところが、最近「酸素が10倍、元気も10倍」というキャッチコピーで、酸素水なるものが市販されています。実際にボトル内の水の酸素分圧を測定すると、およそ1 500 mmHgあり、確かに分圧に関しては大気の10倍存在していました。
> 　酸素の量はどうでしょう。500 mLの飲料の酸素分圧は大気の約10倍なので、上記【①】から
>
> 0.92 mL × 5（dL）× 10（倍）＝ 46 mL
>
> となります。これは、酸素流量3 L/分で1秒間だけ酸素を流す量にも満たない少ない量です。つまりこの水が胃の中に入っても、酸素療法の効果があるとは思えません。
> 　したがって、正しくは「元気も10倍の気分」というべきでしょう。

## ❹ 血液100 mL中に含まれる酸素の量－酸素含量－

酸素含量（$C.O_2$ もしくは $Ct.O_2$）は血液100mL中の酸素の量で、ヘモグロビンに結合した「結合酸素」と、血漿に溶解している「溶存酸素」を合計したものです（図4）。

> **Point⑧** 基礎
>
> 酸素含量（mL/dL）＝ 1.34 × Hb × $S.O_2$ ＋ 0.003 × $P.O_2$
>              　　　　　結合酸素　　　　　　溶存酸素

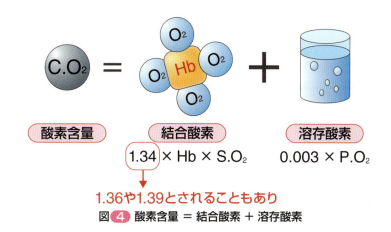

図4 酸素含量 ＝ 結合酸素 ＋ 溶存酸素

1.36や1.39とされることもあり

**❓問題5** ヘモグロビン濃度15 g/dLで大気呼吸する健常人で、動脈血酸素含量（$CaO_2$）を求めよ（必要な項目は下記の通り）。

Hb　 ：15 g/dL
$PaO_2$：100 mmHg
$SaO_2$：98 %

### 解答
<br>

$$CaO_2 = 〔結合酸素〕 + 〔溶存酸素〕$$

$$= 1.34 \times Hb \times SaO_2 + 0.003 \times PaO_2$$

$$= 1.34 \times 15 \times 0.98 + 0.003 \times 100$$

$$= 19.7 + 0.3$$

$$= 20.0 mL/dL（vol\%）$$

　上記の例からも結合酸素は溶存酸素より圧倒的に多く（19.7mL ＞ 0.3mL）、やはりヘモグロビンは血液中の主要な酸素運搬物質です。

**問題6** ヘモグロビン濃度15 g/dLで大気呼吸する健常人で、静脈血酸素含量（$C\bar{v}O_2$）を求めよ（必要な項目は下記の通り）。

Hb　：15 g/dL

$P\bar{v}O_2$：40 mmHg

$S\bar{v}O_2$：75 %

### 解答

$$C\bar{v}O_2 = 〔結合酸素〕 + 〔溶存酸素〕$$

$$= 1.34 \times Hb \times S\bar{v}O_2 + 0.003 \times P\bar{v}O_2$$

$$= 1.34 \times 15 \times 0.75 + 0.003 \times 40$$

$$= 15.1 + 0.1$$

$$= 15.2 mL/dL（vol\%）$$

**問題7** 前記の問題の動脈血酸素含量（$CaO_2$）と静脈血酸素含量（$C\bar{v}O_2$）から、1分間の酸素消費量を求めよ（ただし、心拍出量は5 L/分）。

### 解答

　$CaO_2$と$C\bar{v}O_2$の差は、血液100mLが組織に置いてきた酸素の量に相当します。

$$100 \text{ mLの血液が組織に置いてきた酸素の量} = CaO_2 - C\bar{v}O_2$$
$$= 20.0 - 15.2$$
$$= 4.8 \text{ mL/dL}$$

　そして、心拍出量が5L/分ならば100mLの血液の50倍、50dLの血液が、1分間に体循環したことになります。すなわち、50dLの血液が、組織に置いてきた酸素の量が1分間の酸素消費量ということになります。

酸素消費量（mL/分）
= 100 mLの血液が組織に置いてきた酸素の量 × 心拍出量
=　　　　　　　　　4.8 mL/dL　　　　　　　　× 50 dL/分
= 240 mL/分

　ただし、この場合の静脈血は混合静脈血でなければならないので、$S\bar{v}O_2$、$C\bar{v}O_2$とすべきであることも忘れないようにしてください。

　このように酸素含量を知ることは、呼吸と循環の関係など多くの情報を把握することにつながります。

| 第2章 | 気体の表現 | 3 血液中の酸素の量 |

---

**コラム**　　**わからなくてもOK！　オタクの話**

　溶存酸素センサーを作成する株式会社イーエムエスの資料によると、淡水の溶存酸素飽和量は温度によって異なり、4℃：9.16 mL/L、10℃：7.86 mL/L、20℃：6.35 mL/L、30℃：5.28 mL/Lとされます。塩分などが含まれるとさらに低下します。大気酸素分圧を150 mmHgとすると、酸素分圧1 mmHgで水100 mLに溶存する酸素（溶存係数）は、4℃：0.0061 mL、30℃：0.0035 mLで、血漿の0.0031 mLより若干高いことがわかります。いずれにしろ、酸素は液体に溶けにくい！

http://www.ems-ocean.com/technical%20sheet/AplicationNote_sbe43(ems).pdf

# 4 割合の話

　血液ガスで割合の話といえば酸素飽和度です。当然、単位は割合を表す％（パーセント）です。酸素飽和度は実に巧妙に制御されています。

### ❶ 酸素解離曲線

　酸素飽和度は、ヘモグロビンにどれくらい酸素が結合しているかを割合で表現しています。つまり酸素飽和度は、すべてのヘモグロビンに４つの酸素分子が結合した飽和状態を100％として、その状態に対して何％の酸素分子が結合しているかを表しています。

　酸素分圧が高くなると、酸素飽和度も高くなります。しかし、その関係をグラフにすると直線的な関係ではなく、図５のようにＳ字に曲がっています。そのために**酸素解離曲線**と呼ばれます。

　徐々に酸素が結合していって最終的に100％飽和になるというように考えると、「酸素結合曲線」もしくは「酸素飽和曲線」でも理屈は通じます。しかし、最初の実験系が分圧の高い方から検討していったようで、**「酸素解離曲線」**が正式名になっているので覚えましょう。

> **Point⑨** 基礎
> 　重要なことは、図５の動脈血と静脈血のポイントと正常値をしっかり理解して、記憶することです。

　さて、酸素解離曲線はいくつかの驚くべき特徴を秘めています。そこで、昔に私が「目から鱗」と思った３つの"Ｓ（スーパー）"について解説します。

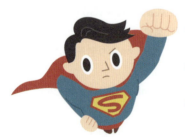

Ｓ字カーブには、意味がある！
Ｓ字カーブは、左右に動く！
Ｓ字カーブは、平等主義！

64

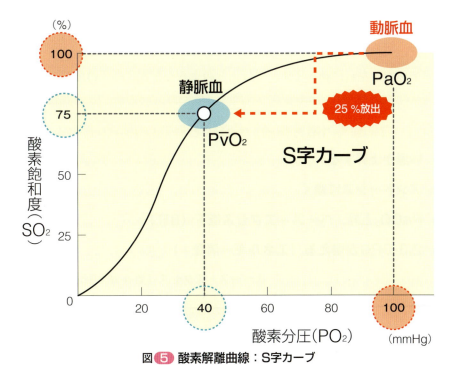

図5 酸素解離曲線：S字カーブ

## ❷ S字カーブには意味がある（図5）

> **質問** なぜ直線でなく曲線なのでしょうか？（はっきりいって難問です）
> **ヒント：よく似た曲線を中学校の理科の教科書で見ています。**

　赤血球とヘモグロビンは酸素を運搬するだけでなく、二酸化炭素も運搬するという重要な役割も持っています。体内の酸である二酸化炭素は、血液中に存在するとき、酸（$H^+$）をヘモグロビンに預け、自らは重炭酸イオンに姿を変えて緩衝作用を発揮します。その重炭酸イオンは、体内における最大の酸の緩衝機能を有します。

　そこで思い出してほしいのは、中学理科の酸の滴定実験で得られたpH曲線がS字をしていたことです（第4章 図2 134ページ）。すなわち、「**酸素解離曲線がS字なのは、酸塩基平衡に深く関係しているから**」が問いの答えになります。

　それを示す証拠に、S字カーブは酸塩基平衡異常があると左右に動きます。二酸化炭素と赤血球・ヘモグロビンの関係は、後半の酸塩基平衡のところで詳しく述べます。

## ❸ S字カーブは左右に動く

酸素解離曲線は左右に動きます。では、どのようなときに動くのでしょうか？

---

**質問** **右に動く（右方移動）条件はどれでしょうか？**

① **体温が上昇する**

② **アシドーシスに傾く**

③ **$PaCO_2$上昇、ベース・エクセス低下（BE↓）**

④ **2,3-DPGが増える（エネルギー消費↑）**

※ベース・エクセス（第4章138ページ参照）

---

答えは、「すべて」です。

私たちは糖を燃やしてエネルギーを得ています。つまり、代謝によって熱産生が起こり、酸である$CO_2$が産生され、常に生体はアシドーシスに傾こうとします。ただし、安静状態では呼吸によって酸である$CO_2$は体外に排出され、熱も体温維持に利用されます。

しかし、代謝が過剰になると発熱、$CO_2$産生過剰、アシドーシスに傾きます。ベース・エクセス（BE）は代謝性因子の指標であり、アシドーシス時にはマイナス側に傾きます（酸塩基平衡で述べますので、BEを理解できなければスルーしてください）。

2,3-ジフォスフォグリセリン酸（2,3-DPG）という物質は日常的に測定される物質でなく、臨床にはあまり出てきませんが、試験に出るので有名な物質です。これに対してアデノシン三リン酸（adenosine triphoshate：ATP）という物質はご存知と思います。ATPは私たちの重要なエネルギー物質です。この物質がエネルギーとして活用されると、そこに「燃えかす」である2,3-DPGが産生されます。つまり、エネルギー消費が過剰になると燃えかすの2,3-DPGが増えるということです。

したがって、上記の項目はすべて代謝が亢進して、体内の酸が増えた状態を表しています。そこで、覚え方があります。

# 酸素解離曲線は、右に走る!

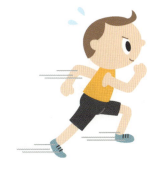

全力疾走をしているときの状態を考えれば、前記の項目はすべて当てはまります。簡単ですね。

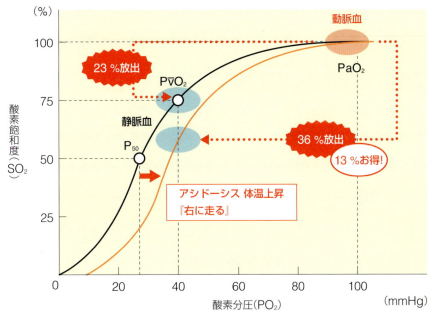

図⑥ アシドーシス体温上昇「右に走る」：S字カーブの右方移動

では、右に動く理由を考えてみましょう。

まず、図6の正常曲線（黒線）では血液中の酸素飽和度は、図中の動脈血部分（●）から静脈血部分（●）に曲線上を移動します。酸素飽和度はそのとき約23%（＝ 98% － 75%）減少し、その分だけ酸素を組織に置いてきたことになります。

次に、右に移動した（右に走った）線（赤線）に注目して、同じようにどれくらい酸素を組織に置いてきたかをみてみます。右に走った分だけ、動脈血部分では酸素飽

和度は1～2％程度低下して96％になりますが、静脈血では60％程度まで酸素飽和度は低下しています。したがって、「右に走った」ときには36％（＝96％－60％）も減少したことになり、正常より13％も多く組織に酸素を置いてきたことになります。

「なんと都合よくできているのだ！」と私は思います。代謝が亢進して酸素が多く必要とされるときに、より多くの酸素が組織に手渡されることはとても理にかなっています。しかし、血液はどのようにして代謝が亢進しているのかを把握し、どのようにして普段より酸素を多く降ろすのでしょうか？

実は、ヘモグロビンは酸素だけを運んでいるわけではありません。酸である$CO_2$を血液に溶かして運搬するとき、Hbはその酸〔$H^+$〕を結合して血液のpHを維持しています。少々難しいので簡単なイメージでいうと、Hbという車両に酸素がほぼ満席で運ばれてきて、通常であれば23％が降車して、空いた席に$CO_2$が乗って肺に帰って行きます。しかし、組織という駅のホームに$CO_2$があふれている場合、駅に着くと$CO_2$が一気に乗車してくるので、酸素は席を空けざるを得ません。そのうえ組織では酸素の分圧が低下して、酸素はいつもより降りやすくなっています。

以上が「右に走る」理由です。なお、私が描いた「理解するための酸素解離曲線」は曲線がそのまま右に平行移動していますが、実際は曲線が下に膨らむ感じといった方が正確です。最近は本を開かなくてもネットで検索をすれば見ることができます。

### ちょっとアドバンス　$P_{50}$（ピー・フィフティー）ってなに？

$P_{50}$はS字カーブがどの程度移動しているかを知る指標です。図6の酸素飽和度が50％のときの$PO_2$の値が$P_{50}$です。正常値は27mmHgです。したがって、右方移動では$P_{50}$は27mmHgより大きくなり、左方移動では$P_{50}$は小さくなります。

練習問題です。動いたのは右ですか、左ですか？


① $P_{50}$：35 mmHg　② $P_{50}$：20 mmHg


① は酸素解離曲線の右方移動、② は左方移動を表現しています。


酸素解離曲線の移動で気をつけなければならないことがあります。次のような会話を耳にしたことはありませんか？

：$SpO_2$が90％と低いので血液ガスをチェックしましょう。

：そう思って少し前に検査したけど、$PaO_2$は86mmHgあったわよ！

：おかしいわね。90％というと$PaO_2$は60〜70mmHgのはずよ。

：このパルスオキシメーター、壊れているのかしら？

：そうよね。危ないから別のパルスオキシメーターに変えてみましょう。

：あれ〜、これもおかしいわよ。

：状態も悪いから、ちゃんと信号が取れないのかしら。

：きっとそうよね。もう何もできない末期の状態だし、仕方ないわね。

　血液ガス所見で$PaO_2$と$PaCO_2$しかみていないスタッフが結構多いという、悲しい現実があるように思います。このときpHをみていたら、きっと重篤なアシドーシスがあったと推測できます。S字カーブの右方移動があると、$SaO_2$（もしくは$SpO_2$）は見かけ上で健常時より低い値になります。そして、$P_{50}$が測定されていたらきっと大きな値になっていたはずです（図7）。

　上記の会話の症例では、患者に実害はなかったので問題になりませんでしたが、アルカローシスが存在する場合は、正しい知識を持っていないと危険な状況に患者を陥れる可能性があります。すなわち、$SpO_2$が許容範囲と思っていても、アルカローシスが存在すると$PaO_2$は予想に反して低くなっていて、患者が低酸素血症になる危険性が生じるからです（図8）。

> **Point⑩　重要**
> 酸素解離曲線の移動で、酸素飽和度と酸素分圧の関係は通常時と値が変わる！

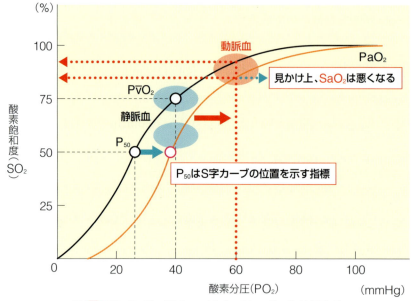

図7 同じPaO₂（60mmHg）でも、SaO₂は異なる

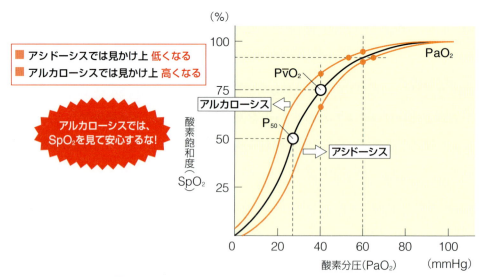

図8 同じPaO₂でも、SpO₂（SaO₂）はpHで変化する！

### ■ S字カーブの左方移動

　酸素解離曲線は左にも動きます。「右に走る」の逆だからといって、「安静に寝ている」状態を想像しないでください。多くはアルカローシスのときに左方移動します。現象は、右方移動の反対を考えます。

　つまり、S字カーブが左に動くと組織に降ろす$O_2$の量が減って、通常より損をすることになります。また、左方移動では同じ$PaO_2$でも$SpO_2$は見かけ上よくなるので注意が必要です。したがってアルカローシスがある時は、$SpO_2$を見て安心してはいけません（図8）。

---

**Point⑪**　**基礎**

・$SpO_2$はアシドーシスでは見かけ上、低くなる

・$SpO_2$はアルカローシスでは見かけ上、高くなる

---

## ❹ S字カーブは平等主義を理解するための基礎知識

本題に入る前に、酸素が組織に移動する部分をもう少し詳しくみてみましょう。

---

**質問**　**酸素が血液から組織に移動する機序で正しいものはどれでしょうか？**

① Hbから外れるエネルギーで組織に入る

② 酸素が組織に近づくと、その部分の血管内皮が吸着する

③ 組織の酸素分圧の方が低いから

---

　酸素が血液から組織、そして組織内を移動するには酸素分圧の較差が必要です。つまり酸素分圧の高い方から低い方へと移動していきます。したがって、③が正解です。

　そこで、末梢組織の酸素分圧はいくらなのかをお尋ねします。図9は血液が組織の毛細血管を動脈側から静脈側へと流れていくのを表しています。

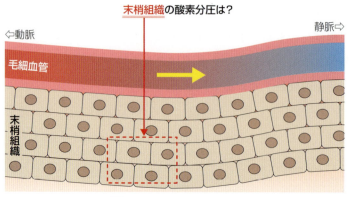

図 9 末梢組織の酸素分圧①

**? 問題 8** 毛細血管が灌流する末梢組織の酸素分圧は❶から❺のどれか？

❶ 100　　　mmHg以上
❷ 100〜80 mmHg
❸ 80〜60　mmHg
❹ 60〜40　mmHg
❺ 40　　　mmHg以下

### 解答・解説

答え：❺

　　この問題は、実は意外と間違える人が多い問題です。動脈血は酸素分圧（$PaO_2$）100mmHgで組織に到達し、毛細血管を通過し、静脈血になります。そして、静脈血酸素分圧（$P\bar{v}O_2$）は40mmHgになることは暗記しました。そこで、もし末梢組織が60mmHgであれば、酸素はどのように動くかを考えてみましょう。動脈寄りの毛細血管部分では100mmHg ⇒ 末梢組織が60mmHgならば、酸素は確かに末梢組織側に移動します。しかし、静脈側寄りの毛細血管部分では、組織の酸素分圧が60mmHgもあると、酸素分圧は組織側の方が高くなり、組織に移動することはできません。そればかりか、組織内の酸素は反対に血管側に逆拡散することになります（組織60mmHg ⇒ 毛細血管40mmHg）。つまり、組織の酸素分圧は常に静脈血側より低い値でなければなりません。

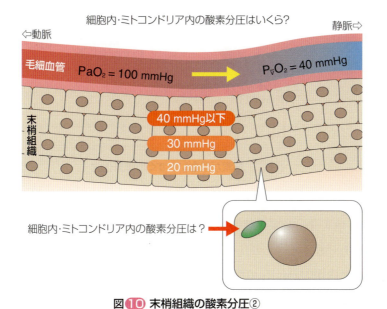

**図10** 末梢組織の酸素分圧②

**問題9** 細胞内の酸素分圧は？　また、細胞質にあるミトコンドリア内の酸素分圧は？（想像してみてください）（図10）

### 解答・解説

**答え：** 細胞内（細胞質）：10mmHg以下

ミトコンドリア内：1 mmHg以下

　動脈血酸素分圧からみるとかなり低い値です。このような低い酸素分圧で私たちは効率のよい好気代謝を営んでいます。したがって、酸素供給が途絶すると、すぐに効率の悪い嫌気代謝に切り替わり、その結果、乳酸などが嫌気代謝の副産物として生じます。

　しかし、好気代謝はミトコンドリア内の酸素分圧が0.1mmHgあれば可能であることが最近わかってきました。これは癌研究に関連して、細胞内代謝の解明が進んだことが主な理由と思われます（図11）。

　しかし、勘違いしないでください。細胞内酸素分圧0.1mmHgは確かに非常に低い値ですが、非常に少ないことと同じではありません。例えば、天気予報の降水量1 mmは傘が必要ない程度のパラパラの雨ですが、神戸市全体の面積552km$^2$で考えると、莫大な水量が降ったことになります（コラム参

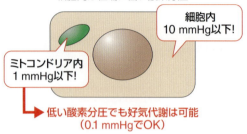

**図11** 酸素が来ないとすぐに嫌気代謝

照）。つまり、必要な酸素の「量」が血流に乗って組織まで届き、小さな分圧較差でもミトコンドリアまで流れ続け、その量が十分であれば、ミトコンドリア内が0.1mmHgの低い分圧であっても好気的な代謝は可能ということです。

> **コラム　降水量1 mm**
>
> 降水量1 mm：面積1 m²に1 mm溜まる雨量
> 　　　　　水量は100 cm × 100 cm × 0.1 cm
> 　　　　　= 1,000 cm³ = 1 L
>
> 神戸市に降った全雨量：552 × 1,000 m × 1,000 m × 1 L/m² = 552 × 10⁶ L
> 　　　　　わかりやすくいうと、5億5,200万トンの水量、
> 　　　　　東京ドーム約450杯分の水量（神戸市面積は552 km²、
> 　　　　　東京ドームの容積124万 m³）
>
> 神戸市に降水量1 mmで50時間降り続けると、琵琶湖が満水になる！
> 　　　　　（ただし、蒸散・土壌への浸透を無視した計算上の水量）
> 　　　　　（琵琶湖貯水量275億 m³）

## ❺ S字は格差を解消して平等主義

やっと本題に入ります。皆さんは次のような経験はありませんか？

：みかんを籠に入れて配りますから、前の人から順番に取ってください。

：先生、後ろの人の分が足りません！

：欲張りは誰ですか？ 一人、1つ、2つは当たるよう用意したのよ。

先に取る人がたくさん取ってしまうと、あとの人が足りなくなるということはよくあります。では、末梢組織に送られる酸素はどうでしょうか？ 動脈寄りの組織ばかりに酸素が充足し、静脈寄りの組織は酸素不足に陥る心配はないのでしょうか？ 上流の方はお金持ち（rich man）、下流の方は貧乏人（poor man）では格差社会ができ上がってしまいます（図12）。まさに、上流階級という言葉そのものになりかねません。そこで、格差をなくすために登場するのがS字カーブのスーパーマンです。

図13に示すように動脈血が酸素を離して静脈血になる過程は、酸素解離曲線上では下向きに放物線上を、点（100％、100mmHg）から点（75％、40mmHg）に移動する動きになります。つまり、この間にヘモグロビンは結合した酸素の25％を組織に与えたことになります。

さて、上流のお金持ちrich manは酸素分圧の高い最初のエリアに住んでいて、下流

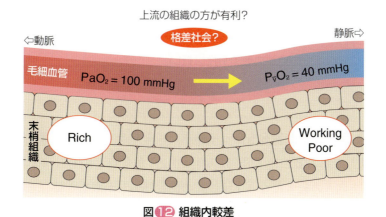

図12 組織内較差

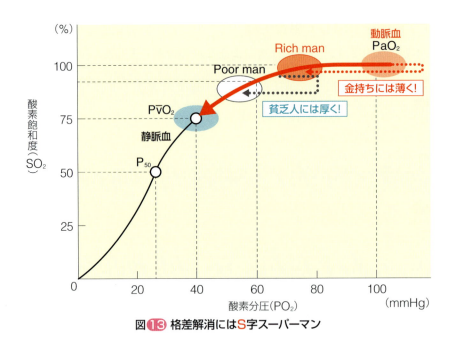

図⓭ 格差解消にはS字スーパーマン

の貧乏人poor manは静脈血に近い酸素分圧の低いエリアに住んでいることになります。そこで、解離曲線上でrich manとpoor manに与えられた酸素の量（＝曲線上で酸素を離した量）を比較してみると、実はpoor manの方が多いことがわかります。つまり、S字カーブのスーパーマンは酸素の格差社会を是正し、「**金持ちには薄く！**」、「**貧乏人には厚く！**」の平等主義を実践しています。これを生理学的にいうと、低酸素症に傾く組織にも十分に酸素が供給される精巧な機構が存在する、ということになります。

### ❓問題 10　『この機構は肺における血液の酸素化についても非常に都合がよい』のですが、その理由は？

ヒント：呼吸不全の動脈血酸素分圧は低い。

#### 解答・解説

肺では静脈血が酸素をもらって動脈血になります。この過程を同様に酸素解離曲線上でみると、点（75％、40mmHg）から点（100％、100mmHg）に移動する上向きの動きになります。この間に75％しか酸素と結合していない静脈血のヘモグロビンは、酸素飽和されて100％になります。

さて、呼吸不全に陥って、肺胞酸素分圧PaO$_2$が低値に留まると、動脈血酸素飽和度（SaO$_2$）は100％まで上昇できず、中途半端な値のまま、血液は肺をあとにして組織に向かうことになります。しかし、酸素分圧を貧乏人のエリアである60mmHg程度まで上げることができると、酸素飽和度は90％近くを維持できることになります。すなわち、酸素分圧は目標の1／3程度しか達成できないにもかかわらず、酸素の量は目標の2／3を確保できたことになります（図13）。富士山頂に近づくと低酸素血症に傾きますが、組織に送る酸素の量はそこそこ確保されているので、辛くても山頂に到達することが可能になります。

## ❻ 末梢循環不全は組織の緊急事態

私は阪神大震災を経験しました。都市の血管である道路は寸断され、主要道路は救急車も通行できない状況で、細い路地まで大渋滞していました。道路交通法など皆無に等しく、4車線を6車線で、さらに歩道まで車が走っていました。そのために、たった1km進むのに何時間もかかりました。

組織の末梢循環不全は、まさに震災時の道路事情のような状態と私は思っています。末梢循環不全においてはS字スーパーマンの平等主義だけでは格差の解消は困難です。そのために下流のpoor manのエリアはすぐに酸素不足に追い込まれ、組織の代謝は好気代謝から嫌気代謝に切り替わり、その結果、乳酸が産生され、アシドーシスが発生します（図14）。

乳酸アシドーシスが激しい運動のあとに認められることは、スポーツ界で有名な事実です。この場合は循環不全がなくても、激しい運動に見合うだけの酸素供給ができないために、乳酸が筋肉内で大量に産生されます。選手がよい成績を残すには、筋の

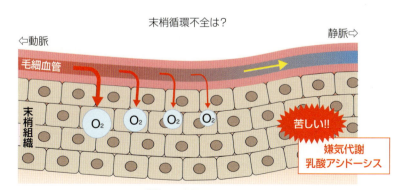

図14 末梢循環不全

乳酸産生を抑えたり、乳酸の処理を効率よくしたりするトレーニングがスポーツ医学では研究されています。したがって血中乳酸値の上昇とアシドーシスの存在は、末梢循環不全、もしくは代謝亢進を疑う重要な所見です。

【医療ガスカルトクイズ】

医療ガスカルトクイズです。毎日見ているものの名前と機能をしっかり覚えましょう。

　地震で停電した真っ暗闇の病院の中で、酸素の○○の場所はわかりますか？　また、火災に際して酸素を遮断する○○のバルブを閉めて来なさいと指示したときに、スタッフに間違ってスプリンクラーのバルブを閉めてしまう心配はありませんか？（答えは82ページ）

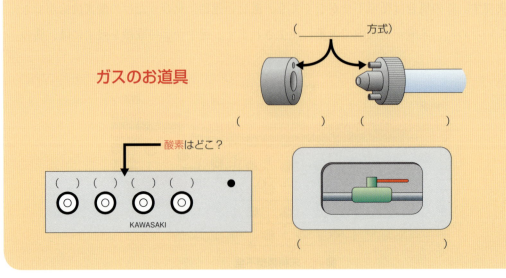

# 5 酸素の量と心拍出量

　ある仕事をするときに、組織に1分間1000mLの酸素を送る必要があると仮定します。その仕事を健康なあなたが行う場合と貧血の人が行う場合にどのような違いがあるのか、酸素の量と心拍出量の関係で考えてみましょう。

■ Hb濃度

　健康なあなた：15 g/dL

　貧血の方　　：　8 g/dL

■ 2人の呼吸機能はまったく同じで、正常

　$PaO_2$：100 mmHg

　$SaO_2$：98 %

**問題 11**　まず2人の動脈血酸素含量$CaO_2$を求めよ。

### 解答

　　　健康なあなたの心拍出量：20.0mL/dL

　　　貧血の方の心拍出量：10.8mL/dL

　　　学習した「酸素含量を求める式」（61ページ ポイント⑧参照）に当てはめます。

　　　$C.O_2$ ＝ 結合酸素 ＋ 溶存酸素 ＝ $1.34 \times Hb \times SaO_2 + 0.003 \times PaO_2$

　●健康なあなた（Hb：15g/dL）

　　　$C.O_2 = 1.34 \times Hb \times SaO_2 + 0.003 \times PaO_2$

　　　　　　$= 1.34 \times 15 \times 0.98 + 0.003 \times 100$

　　　　　　$=$　　　　19.7　　　＋　　　0.3

　　　　　　$=$　　　　20.0mL/dL（vol%）

第2章 気体の表現 5 酸素の量と心拍出量

●貧血の方（Hb：8 g/dL）

$$C.O_2 = 1.34 \times Hb \times SaO_2 + 0.003 \times PaO_2$$

$$= 1.34 \times 8 \times 0.98 + 0.003 \times 100$$

$$= 10.5 + 0.3$$

$$= 10.8mL/dL \ (vol\%)$$

**問題 12** 次に健康なあなたと貧血の方について、組織に1分間1000 mLの酸素を送る必要がある仕事をするための、それぞれの心拍出量を求めよ。

### 解答

　　まず、1000mLの酸素を組織に送るために必要な血液の量を求めます。酸素含量は1dL（100mL）中の酸素の量なので、1000mLをそれぞれの酸素含量（$CaO_2$）で割ると必要な血液量が求められます。

1000mLの酸素を送るのに必要な血液の量（dL）＝ 1000mL ÷ $CaO_2$（mL/dL）

●健康なあなた（$CaO_2$：20mL/dL）

必要な血液量 ＝ 1000mL ÷ 20mL/dL

＝ 50dL

＝ 5.0L

●貧血の方（$CaO_2$：10.8mL/dL）

必要な血液量 ＝ 1000mL ÷ 10.8mL/dL

＝ 93dL

＝ 9.3L

　　すなわち、2人が1分間に同じ仕事をするには、健康なあなたは5Lの動脈血を組織に、貧血の方は9.3Lの動脈血を組織に送ればよいことになります。1分間に心臓から組織に送る血液の量は心拍出量（L/分）です。したがって、

答え：健康なあなたの心拍出量：5.0 L/分

　　　貧血の方の心拍出量　　：9.3 L/分

以上からわかるように、貧血や低酸素血症で動脈血酸素含量の少ない患者は、組織の酸素需要を満たすために心拍出量を増やして、代償しています。そのために現れる臨床症状は、

　　脈拍数の増加
　　心臓の1回拍出量の増加
　　機能的な収縮期の心雑音（肺動脈弁領域）：肺動脈弁相対的狭窄による心雑音
　　運動の制限

などが認められます。貧血は、安静にしていると症状が出にくいのですが、長い急な駅の階段を昇らせると簡単に症状が出現します。患者は動悸を訴え、息苦しさを感じ、階段の途中で一度休憩をしないと昇りきれません。そして、電車に乗り遅れることになります。

　このような貧血の患者に輸血をしたり、あるいは造血作用のあるエリスロポエチンを投与したりすると、症状は劇的に改善します。腎性貧血で透析が必要な患者に対してエリスロポエチンが保険適応になったとき、貧血の改善にともなって多くの患者が「楽になった」といって喜びました。驚いたことはそれだけではありません。症状が改善した患者を診察すると、それまで聴取されていた肺動脈弁領域の機能的収縮期雑音は消失するか、減弱したのです。この収縮期雑音は弁の器質的異常によるものではなく、増加した心拍出量が正常な肺動脈弁を通過するときに発生する相対的なものです。したがって、貧血の改善によって心拍出量を増加させる必要がなくなれば消失します。

　では、組織の酸素が不足する貧血の患者に対して酸素を投与すると、症状はどう改善するのでしょうか？　次項で解説します。

【医療ガスカルトクイズ（78ページ）の答え】

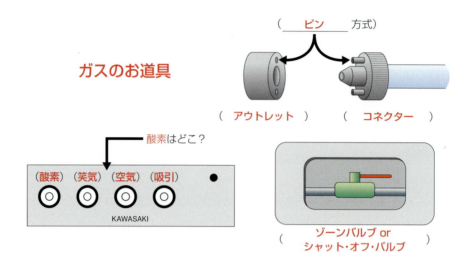

# 6 貧血と酸素投与

> **質問** 貧血の患者に100％酸素を吸入させながら長い駅の階段を昇らせたとします。さて、患者の状態はどちらになったでしょうか？
>
> ① 階段を健常者と同じように、楽に昇りきる
>
> ② あまり症状は改善せず、やはり電車に乗り遅れる

答えは②です。

　前項で登場していただいたヘモグロビン8 g/dLの貧血の患者に、もう一度登場していただきます。この患者は大気呼吸（room air）で$PaO_2$は100mmHg、$SaO_2$は98％、動脈血酸素含量（$CaO_2$）は以下の計算で10.8mL/dLでした。

● 貧血の方（Hb：8 g/dL：room air）

$$CaO_2 = 1.34 \times Hb \times SaO_2 + 0.003 \times PaO_2$$
$$= 1.34 \times 8 \times 0.98 + 0.003 \times 100$$
$$= 10.5 + 0.3$$
$$= 10.8 \text{ mL/dL（vol ％）}$$

　今、この患者が吸入酸素濃度100％（$F_IO_2$：1.0）のガスを吸気したとします。そのときの動脈血酸素分圧$PaO_2$と動脈血酸素飽和度$SaO_2$は以下の通りでした。

$PaO_2$：600 mmHg（第1章 32ページ参照）

$SaO_2$：100 ％

　次に、100％酸素吸入時の動脈血酸素含量$CaO_2$を求めます。

$$CaO_2 = 1.34 \times Hb \times SaO_2 + 0.003 \times PaO_2$$

$$= \quad 1.34 \times 8 \times 1.0 \quad + 0.003 \times 600$$

$$= \quad\quad 10.7 \quad\quad + \quad 1.8$$

$$= \quad\quad 12.5 \text{ mL/dL (vol \%)}$$

　すなわち、100％酸素を吸入しても、ヘモグロビン15g/dLの健康なあなたの動脈血酸素含量（CaO$_2$）20.0mL/dLには、遠く及びません。

　大気呼吸下でCaO$_2$ 12.5 mL/dLという値はどれくらいのHb濃度か計算すると、Hb濃度は9.3g/dLとなります。以下に検算してみます。

$$CaO_2 = 1.34 \times Hb \times SaO_2 + 0.003 \times PaO_2$$

$$= 1.34 \times 9.3 \times 0.98 + 0.003 \times 100$$

$$= \quad\quad 12.2 \quad\quad + \quad\quad 0.3$$

$$= \quad\quad 12.5 \text{ mL/dL (vol \%)}$$

　つまり、100％酸素を吸入しても、大気呼吸でHbが8 g/dLから9.3g/dLに増加したのと同程度の改善しか得られないことになり、依然として貧血状態から脱してはいません。

　次項ではもう一度、「圧」と「割合」と「量」の関係を確認しましょう。

# 7 「圧」と「割合」と「量」の関係

「圧」である酸素分圧$PO_2$、「割合」である酸素飽和度$SO_2$、そして「量」である酸素含量$C.O_2$は、静脈血が肺を通過して動脈に移動すると、3つのパラメーターはいずれも徐々にその値が大きくなります。1気圧下で大気（room air）を呼吸するときは、図15に示す変化になります。そこで問題です。

**問題13** 吸入酸素濃度（$F_IO_2$）をroom air：0.2から0.2刻みずつ上昇させて、最終的に1.0にしたとき（図15）、「圧」「割合」「量」3つのパラメーターはどのような変化をするか述べよ（ヘモグロビン濃度は15 g/dLとする）。

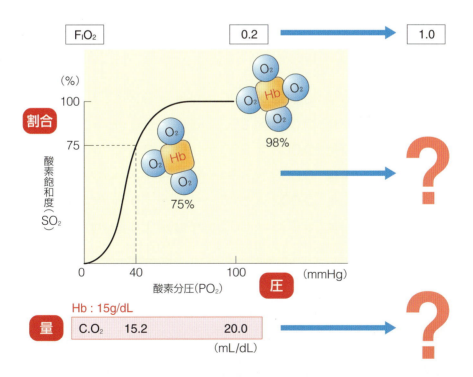

図15 吸入酸素濃度（$F_IO_2$）を room air：0.2から0.2刻みずつ上昇させて、最終的に1.0にしたとき、「圧」「割合」「量」はどのような変化になるか？

## 解答・解説

　吸入酸素濃度$F_IO_2$を上げると、血液の酸素分圧$PO_2$は$F_IO_2$に比例して増加しますが、酸素飽和度$SO_2$は100％以上には増加せず、酸素含量$C_aO_2$も$SO_2$が100％までは急増しますが、$SO_2$が100％以上になると、以後は酸素分圧$PO_2$の増加に伴う溶存酸素分のみの微増になります（図16）。

　ヘモグロビンは4個の酸素分子が結合すると、酸素飽和度$SO_2$は100％飽和であり、それ以上に酸素分子を結合することはできません。したがって、いくら酸素分圧が高くなっても$SO_2$は100％です。$PO_2$が100mmHg以上のときの結合酸素は、

$$結合酸素 = 1.34 \times Hb \times 酸素飽和度（SO_2）$$
$$= 1.34 \times 15 \times 1.0 = 20.1 \ mL/dL$$

で変化しません。つまり、動脈血が$PaO_2$ 100mmHg、$SaO_2$ 100％になれば、Hbに結合する酸素は一定ということになります。

　一方、溶存酸素は［溶存酸素 = 0.003 × $PO_2$］なので、酸素分圧（$PO_2$）が上昇すると、

$$PO_2 \ 100 \ mmHg：0.003 \times 100 \ mmHg = 0.3 \ mL/dL$$
$$200 \ mmHg：0.003 \times 200 \ mmHg = 0.6 \ mL/dL$$
$$300 \ mmHg：0.003 \times 300 \ mmHg = 0.9 \ mL/dL$$
$$400 \ mmHg：0.003 \times 400 \ mmHg = 1.2 \ mL/dL$$
$$500 \ mmHg：0.003 \times 500 \ mmHg = 1.5 \ mL/dL$$
$$600 \ mmHg：0.003 \times 600 \ mmHg = 1.8 \ mL/dL$$

であり、動脈血酸素分圧$PaO_2$が100mmHg上昇するごとに0.3mL/dLずつ増加します。つまり、以下のようにまとめることができます。

**Point⑫** 　**基礎**

酸素飽和度が100％まで：【結合酸素】も【溶存酸素】も増加
酸素飽和度が100％以上：【溶存酸素】のみ増加

## 「圧・割合・量」をもう一度

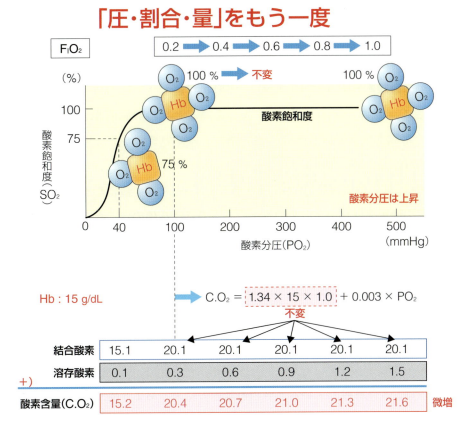

図16 SO₂が100 %以上では、酸素含量はPO₂の増加に伴う溶存酸素分の微増となる

**問題 14** ❶ 100 %酸素を吸入したとき、

あなたの経皮的酸素飽和度（SpO₂）は？

あなたの動脈血酸素分圧（PaO₂）は？

❷ そのときのあなたの**静脈血（混合静脈血）**の、

静脈血酸素飽和度（SvO₂）は？

静脈血酸素分圧（PvO₂）は？

## 解答・解説

❶ 前章で述べました。答えのわからない方は32ページを参照してください。

経皮的酸素飽和度（SpO₂）100 ％

動脈血酸素分圧（PaO₂）550 ～ 600 mmHg

❷ さて、大気（room air）を呼吸しているときの静脈血酸素飽和度（S$\bar{\text{v}}$O₂）と静脈血酸素分圧（P$\bar{\text{v}}$O₂）は、頭に入っていますか？（54ページ参照：暗記項目！）

では、吸入酸素濃度（F$_\text{I}$O₂）が1.0では、もっと高い値になるのでしょうか？大気の酸素濃度が（F$_\text{I}$O₂）は0.2なので、1.0では５倍の値になるのでしょうか？答えは、Noです。正解は、以下の通りです。


100％酸素吸入時の

静脈血酸素飽和度（S$\bar{\text{v}}$O₂）75 ％

静脈血酸素分圧（P$\bar{\text{v}}$O₂）40 mmHg


実は、大気呼吸しているときの静脈血の結果とあまり変りません。条件によってはこれらの数字は高くなることも低くなることもありますが、５倍の数字が出ることはありません（サイエンスボックス参照89ページ）。

**? 問題 15** その理由は？

## 解答・解説

100 ％酸素を吸気しても、組織への酸素供給量はほとんど変化しないため。


「量」で考えると理解できます。そこで、大気呼吸と100％酸素を吸気しているときの動脈血酸素含量を比較してみましょう。復習です。ヘモグロビン濃度Hbを12mL/dLとします。大気呼吸時の動脈血酸素飽和度（SaO₂）は98％、動脈血酸素分圧（PaO₂）は100mmHgとし、100％酸素吸入時のSaO₂は100％、PaO₂は550mmHgとします。なぜ550mmHgかは第１章32ページを参照してください。

【大気呼吸】

動脈血酸素含量（$CaO_2$）＝ 　　結合酸素　　＋　溶存酸素

$$= 1.34 \times Hb \times SaO_2 + 0.003 \times PO_2$$

$$= 1.34 \times 12 \times 0.98 + 0.003 \times 100$$

$$=\ \ \ \ \ \ \ \ \ \ 15.8\ \ \ \ \ \ \ +\ \ \ \ \ \ 0.3$$

$$=\ \ \ \ \ \ \ \ \ \ \ \ \ \ \ \ \ 16.1$$

【100 ％酸素呼吸】

動脈血酸素含量（$CaO_2$）＝ 　　結合酸素　　＋　溶存酸素

$$= 1.34 \times Hb \times SaO_2 + 0.003 \times PO_2$$

$$= 1.34 \times 12 \times 1.0 + 0.003 \times 550$$

$$=\ \ \ \ \ \ \ \ \ \ 16.1\ \ \ \ \ \ \ +\ \ \ \ \ \ 1.7$$

$$=\ \ \ \ \ \ \ \ \ \ \ \ \ \ \ \ \ 17.8$$

　以上の結果から、血液100mL当たりの酸素の量である酸素含量は1.7mLしか増加します。たしかに少しは増えていますが、組織の酸素消費が増加している疾病時には、増加分はすぐに組織で消費されてしまいます。

　また私の想像の話ですが、酸素の量が増えた分だけ心臓が少し楽をして、心拍出量をちょっと減らせば、結果的に組織に送られる酸素の量は変化しないことになります。

　ただし、酸素を投与しても投与しなくても同じであるということではありません。心不全などでは、その少しの量の増加と組織酸素分圧の増加が効果的な場合があることも知っておくべきです。

---

**サイエンスボックス** 麻酔中の静脈血

　麻酔中に大腿静脈の静脈血を採血することがあり、血液ガスデータをみてみました。結果は以下のデータでした。

全身麻酔中　$F_iO_2$ 0.5

　　　　$P\bar{v}O_2$　：73.7 mmHg

　　　　$P\bar{v}CO_2$　：46.9 mmHg

　　　　$S\bar{v}O_2$　：94.2 ％

麻酔中は下肢の運動もなく、麻酔によって代謝も抑制されていて、酸素の消費量は低下しているために、大腿静脈の血液の酸素分圧は高くなっています。

　同様の現象は、心臓手術の際にもよく認められます。上大静脈と下大静脈に人工心肺装置の脱血管（カニュレーション）を2本挿入する際に、上下の血液の色を比較すると多くの場合で色が異なっています。つまり、心不全もなく末梢循環も良い待機手術の患者では、上のデータのように、下大静脈の血液の色の方が赤い（$P\bar{v}O_2$と$S\bar{v}O_2$が高い）のです。ところが、重篤な心不全で緊急手術に臨んだ患者では、逆の現象が起きています。心不全になっても脳の血流は最後まで維持されますが、下肢や腎臓・消化管への血流は早期に犠牲になります。そのためにこれらの臓器では循環不全が生じ、血液の色は黒く（$P\bar{v}O_2$と$S\bar{v}O_2$が低い）なります。

### 補足　静脈血酸素飽和度（$S\bar{v}O_2$）の上昇は？

　逆に、動脈血側の値が変化しないにもかかわらず、静脈血の酸素飽和度$S\bar{v}O_2$が増加する場合は、その原因として組織の代謝が低下していると考えなければなりません。しかし、組織代謝の低下は低体温や麻酔中などの特殊な場合に限られます。多くはシャント（短絡）という現象が起きて、動脈血が末梢組織を灌流せずに心臓に戻るケースが一般的です。すなわち、組織に酸素を与えないままに血液が心臓に戻ってきていることを示しています。極めて重篤な末梢循環不全や組織壊死などが起こった場合で、非常に予後が悪い兆候です。

### 【医療ガスカルトクイズ】：ボンベのお作法　どれがマナー違反？

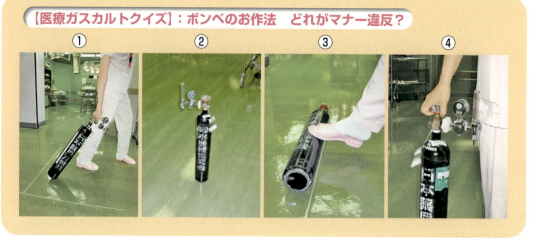

　答えは、1つではありません。すべてです。

① 引きずるなかれ！

② 孤立させるなかれ！

③ 足蹴にするなかれ！

④ 吊すなかれ！

第 **3** 章

# 酸素の臨床

　さて、ここからは臨床の話に進みましょう。貧血の方に酸素を投与しても症状の改善効果は少ないという話をしました（ただし、投与してはいけないということではありません）。では、酸素の投与はどのような病態に適応があるのか考えます。

# 1 オキシゲン・カスケード（酸素の滝）

酸素分圧を大気からミトコンドリアまで、酸素の流れに沿ってグラフを書くと階段状に徐々に低下していくことがわかります。このグラフが「滝」の流れによく似ていることから、オキシゲン・カスケード「酸素の滝」と呼ばれています。カスケードとは「滝」を意味する英単語cascadeです。図1は正常な呼吸機能の場合です。

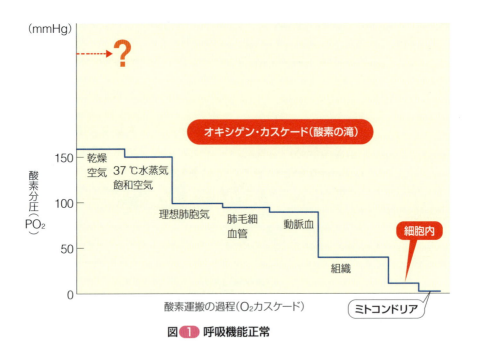

図 1 呼吸機能正常

> **質問** このオキシゲン・カスケードの滝の始まり（滝口）は大気（room air：$F_IO_2$ 0.2）です。では、滝口である吸入気酸素濃度を35％（$F_IO_2$ 0.35）にすると、このオキシゲン・カスケードはどのような滝になるのでしょうか？

復習です。図中の番号にそって考えてみましょう。まず、吸入気酸素濃度35％（$F_IO_2$ 0.35）時（図2）の吸入気酸素分圧（$P_IO_2$）からです。

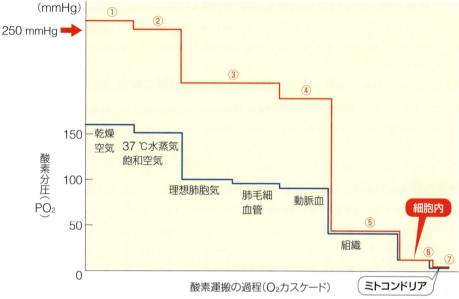

図2 吸入気酸素濃度（35%）呼吸機能正常

① 1気圧、0℃、水蒸気を含まない乾燥状態（STPD）の吸入気酸素分圧$P_IO_2$？

　　吸入気酸素分圧（乾燥気$P_IO_2$）＝ 760 mmHg × 0.35 ＝ 266 mmHg
　　　　　　　　　　　　　　　　　　1気圧　　　酸素濃度

② 1気圧、37℃、水蒸気飽和の状態（BTPS）の吸入気酸素分圧$P_IO_2$？

　　吸入気酸素濃度（37℃水蒸気飽和$P_IO_2$）

　　　＝（760 mmHg － 47 mmHg）× 0.35 ＝ 250 mmHg
　　　　　1気圧　　37℃飽和水蒸気圧　　酸素濃度

③ 肺胞気酸素分圧（$P_AO_2$）は？

　　＝ 吸入気酸素分圧$P_IO_2$ － 動脈血二酸化炭素分圧$PaCO_2$/呼吸商R

　　＝ 250 mmHg － 40 mmHg／0.8
　　　　　　　　　二酸化炭素分圧　呼吸商

　　＝ 200 mmHg

④ 動脈血酸素分圧（$PaO_2$）は？

　　＝ 肺胞気酸素分圧$P_AO_2$ － 肺胞気動脈血酸素分圧較差A-a$DO_2$

　　＝ 200 mmHg － 10 mmHg
　　　　　　　　　A-a$DO_2$

　　＝ 190 mmHg

さて、組織の酸素分圧を算出する式はありません。ここからがちょっと工夫が必要

です。「組織の酸素分圧は○○血酸素分圧より低い」という設問を記憶していますか？

「○○血」は静脈血でしたね。つまり、静脈血の酸素分圧は組織の酸素分圧と平衡した結果と言い換えることができます。

次に、前章の最後で100％酸素を吸気したときの静脈血酸素分圧を求めたことを記憶していますか？　その答えは「大気を呼吸したときと同じである」でした。酸素濃度35％でも当然、「大気を呼吸したときとほぼ同じ」です。

よって、吸入気酸素濃度35％時、図2の「⑤組織」の酸素分圧は、大気呼吸時の混合静脈血酸素分圧$P\bar{v}O_2$（＝大気呼吸時の組織酸素分圧）と同じとすることができます。「組織」は英語でtissueなので、組織の酸素分圧$P_{tissue}O_2$は、

⑤ $F_IO_2$ 0.35時の$P_{tissue}O_2$ ≒ $F_IO_2$ 0.35時の混合静脈血酸素分圧$P\bar{v}O_2$

⇩ほぼ等しい

≒ 大気呼吸時の混合静脈血酸素分圧$P\bar{v}O_2$

＝ 40 mmHg

となります。

そして、細胞内酸素分圧、ミトコンドリア内酸素分圧は次のようになります。

⑥ 組織内酸素分圧　　　　　　　：10 mmHg以下
⑦ ミトコンドリア内酸素分圧　：　1 mmHg以下

以上から答えは、吸入気酸素濃度を上げると、オキシゲン・カスケードの滝口は確実に高くなります（分圧が上昇）。しかし、流れの途中の「組織」以後の酸素分圧は、大気呼吸時の滝の流れとほぼ同じです。

したがって前章でも述べたように、呼吸機能が正常な場合に吸入酸素療法を実施することの意義は大きくありません。

### ちょっとアドバンス

ただし、吸入気酸素濃度を上げることは血液 ⇒ 組織の部分において大きな分圧較差を生むことになります。そこで、血流が極端に少ない部分で低酸素に陥っている組織があると仮定すると、血液 ⇒ 組織の大きな酸素分圧較差はその組織には有利に働くといわれることがあります。

しかし、実際のところは「血液 ⇒ 組織の大きな酸素分圧較差は血流低下領域の組織を救うか？」という命題は明らかにされていません。虚血部分では、多くの因子が複雑に関係するために分圧較差の効果を評価することは困難です。そもそも虚血に陥る組織の予後の決定因子は、やはり血流であり、酸素分圧の関与は決して大きくはありません。

第3章　酸素の臨床　1 オキシゲン・カスケード（酸素の滝）

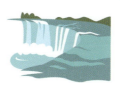

**コラム**　普通の滝はwaterfall、大きな滝、瀑布といわれるものはfallsです。例えば「Niagara Falls：ナイアガラ瀑布」「Kegon Falls：華厳の滝」です。Cascadeは小さな滝で、鍾乳洞でよく見かける階段状の滝をいいます。なお、滝の数え方は、1本、2本です。

## 2 呼吸不全に対する吸入酸素療法

呼吸不全患者のオキシゲン・カスケードを引くと、図3（下の赤実線）になります。特徴は、肺胞気酸素分圧と動脈血酸素分圧の部分で正常なライン（図3黒破線）から遠ざかり、ラインは一段低い場所に位置します。

換気運動が障害されたり、気道狭窄が発生したりすると肺胞換気量が減少する結果、肺胞気酸素分圧（$P_AO_2$）は低下し、動脈血酸素分圧（$PaO_2$）も低下します。

また、換気を失った無気肺が存在すると、血液は酸素化されないまま肺を通過するために、やはり低酸素血症を引き起こします。

いずれにしても呼吸不全の赤実線に対して、吸入酸素療法を開始すると、滝口が高くなるために、肺胞気酸素分圧（$P_AO_2$）と動脈血酸素分圧（$PaO_2$）の低下を是正することが可能になります（図3の赤破線）。その結果、動脈血酸素分圧（$PaO_2$）が正常範囲に戻れば、その後の流れである組織 ⇒ 細胞内 ⇒ ミトコンドリアへの流れは健常者と同じラインになって、症状が改善します。図3では吸入気酸素濃度を35％として滝口を高くした結果、動脈血以後は正常なラインに重なっています。

つまり、貧血の場合とは異なり肺酸素化能が悪化した症例では酸素吸入は有効です。

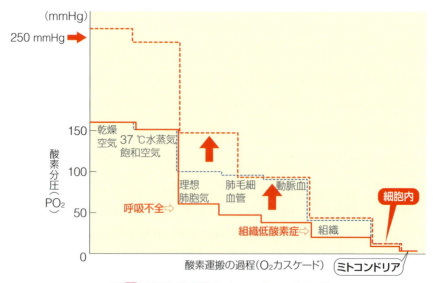

図❸ 吸入気酸素濃度（35％）＋ 呼吸不全

# 3 片側挿管とARDS

　今、気管チューブが深く挿入され、右側の気管にのみ挿管される片側挿管という状況（事故？）が麻酔中に発生したと仮定します。図4のように右肺を通過する血液は通常通り酸素を受け取り、心臓に還る前には酸素分圧は100mmHgになっています。一方、左肺を通過する血液は酸素化されずに「素通り」してしまう結果、静脈血のままの酸素分圧40mmHgで心臓に灌流します。なお、吸入気はroom airとし、右肺から心臓に還る血液量は左肺から心臓に還る血液量と同じであるとします。

> **質問** 次の文章は正しいでしょうか？
>
> 　左右の肺から戻った血液は心臓で均等に混合され、心臓を出た動脈血の酸素分圧は、左右それぞれの酸素分圧の平均値70 mmHgである（図4）
>
> 　　　70 mmHg ＝（40 mmHg ＋ 100 mmHg）÷ 2
>
> 　　　□ 正　　　□ 誤

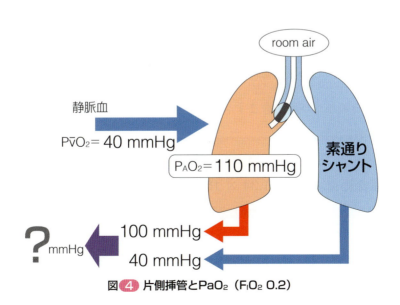

図4 片側挿管とPaO₂（F_IO₂ 0.2）

答えは、誤りです。動脈血酸素分圧（$PaO_2$）は70mmHgもありません。実は$PaO_2$は50mmHg程度にしかなりません。

　そこで、麻酔科医は吸入気酸素濃度を100％にしてこれに対応しようとしました。同じように模式的に考えてみましょう。

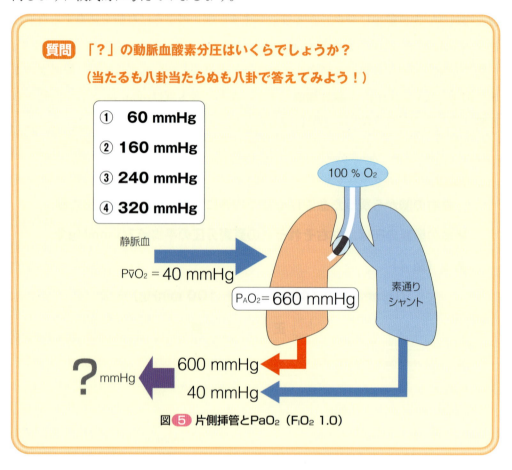

図5　片側挿管と$PaO_2$（$FiO_2$ 1.0）

　答えは、①の60mmHgです。「エ～ッ！」ですね。なぜそうなるかを「圧」でなく、「量」で考えると簡単に理解できます。まず、100％酸素吸入時の静脈血と動脈血の酸素含量を求めましょう。

■動脈血酸素含量（$CaO_2$）＝ 1.34 × 15 × 1.0 ＋ 0.003 × 600 ≒ 22 mL/dL
　　　　　　　　　　　　　（$SaO_2$：100 ％、$PaO_2$：600 mmHg）

■静脈血酸素含量（$C\bar{v}O_2$）＝ 1.34 × 15 × 0.75 ＋ 0.003 × 40 ≒ 15 mL/dL
　　　　　　　　　　　　　（$S\bar{v}O_2$：75 ％、$PaO_2$：40 mmHg）

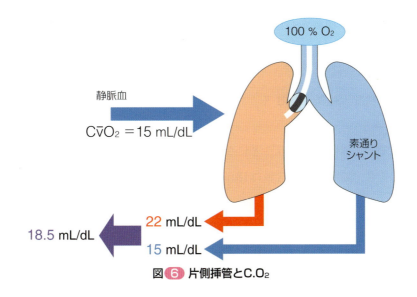

図⑥ 片側挿管とC.O₂

　これを前の模式図（図5）に当てはめると上の図（図6）になります。左右の血液量は同じとされるので、混合された動脈血の酸素含量は左右の平均値18.5mL/dLになります。

　大気呼吸したときの動脈血酸素含量（CaO₂）は20mL/dL（反復練習を参照）、静脈血酸素含量（C$\bar{v}$O₂）は15mL/dLでした。片側挿管時（100% O₂）の酸素含量はその間の18.5mL/dLになります。

　すなわち片側挿管における酸素化は、吸入気酸素濃度を100%にしても、room airの動脈血より悪く、静脈血よりは「マシ」ということになります。

> **補足　反復練習**
>
> ヘモグロビン濃度15 g/dLの人の動脈血酸素含量（CaO₂）は？（room air）
>
> ■暗記項目
>
> 動脈血酸素飽和度（SaO₂）：98 %
>
> 動脈血酸素分圧（PaO₂）：100 mmHg
>
> ■上記を酸素含量の式に入れる
>
> 動脈血酸素含量（CaO₂） ＝ 結合酸素 ＋ 溶存酸素
> 　　　　　　　　　　　＝ 1.34 × Hb × SO₂ ＋ 0.003 × PO₂
> 　　　　　　　　　　　＝ 1.34 × 15 × 0.98 ＋ 0.003 × 100
> 　　　　　　　　　　　≒ 20 mL/dL

そこで、酸素解離曲線から酸素含量が18.5mLになるSaO$_2$を求めると以下の値になります（この計算は難しいので「そうなんだ」でOKです。あとで別の方法で求めます）。

動脈血酸素飽和度（SaO$_2$）：88 ％

　したがって、正解は①ということになります。この値を酸素含量を求める式に代入して検算しても、動脈血酸素含量は18.5mL/dLとなり、OKです。

　以上から、

> **Point①** 　重要
>
> **「片側挿管ではいくら吸入気酸素濃度を上げても、動脈血酸素飽和度（SaO$_2$）と動脈血酸素分圧（PaO$_2$）は改善されない」**
> 　片側挿管は気道管理上最低の状況なので、麻酔医や担当医だけに任せず、呼吸管理に携わるスタッフは、気管挿管後、体位変換後、勤務交代時には、左右の胸郭の動きおよび呼吸音を必ずチェックしましょう。

## ❶ もっと簡単に考えよう！

　ここまでは正確に「量」で考えてきました。しかし、セミナーではいつもここが難しいといわれてしまいます。その要望に応えて、ここではもう少し簡単に「**大雑把〜**」に考えてみましょう。そこでもう一度、酸素含量の内訳を考えてみましょう。

　すると、溶存酸素の量は「0.003 × PO$_2$」なので、PaO$_2$が300mmHg以上ないと1.0mL/dLの酸素の「量」にも達しません。そこで、これを大雑把に「無視する」ことに決めます。

## 酸素含量 ＝ 結合酸素 ＋ ~~溶存酸素~~　　無視〜

　次に、結合酸素の内訳は「1.34 × Hb × S$_a$O$_2$」ですが、「ヘモグロビン濃度Hb」は肺を通過する前後で「不変」、「1.34」はHb 1 g/dLに付く酸素の量を求める係数なのでこれも「不変」です。

　上記に従うと「変化するもの」は酸素飽和度（S$_a$O$_2$）のみとなります。したがって、

下図（図7）のように$S.O_2$で表示すると、求める動脈血の酸素飽和度は87.5％となり、上記で求めた88％とほぼ同じ値が求められます。こちらの方が実用的ですね。

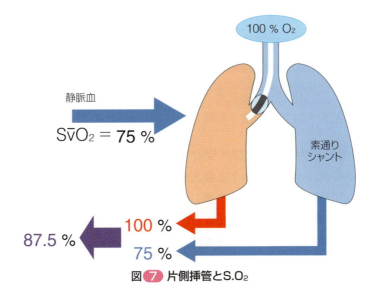

図⑦ 片側挿管と$S.O_2$

### ❷ ARDSは片側挿管と同じ

さて、図示した胸部CT所見は急性呼吸窮迫症候群（acute respiratory distress syndrome；ARDS）のものです。ARDSの患者を仰臥位にすると、重力の関係で背側に病変が集中します。これを下側肺障害といいます。

あるARDS症例の写真（図8）をよく見ると、下半分の肺胞は水浸し（肺胞間質性肺水腫）になっていて、まったく換気がない状態であることがひと目でわかります。

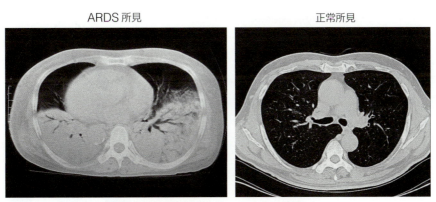

いくら吸入気酸素濃度を上げても$PaO_2$は改善しない！
図⑧ ARDSは片側挿管と同じ

一方、上半分は正常に近いといえます。さて、私が何をいいたいのかわかりますね。

そうです。片側挿管は左右半分半分、ARDSは上下半分半分の片側挿管といえます。

片側挿管では左右の血流量は同じであると仮定しましたが、ARDSでは上下の血流比は１：１ではなく、重力の関係で換気のない下側半分の悪い方の肺で血流が多くなります。したがって、ARDSでは上記の片側挿管の場合よりも、動脈血酸素分圧（$PaO_2$）はさらに悪くなる可能性が高くなります。図9にまとめたようにARDSの換気と血流の関係は、肺の酸素化の能力に強く影響します。つまり、

① 「上肺野」では、重力や圧迫を強く受けないために肺胞は十分に広がって換気は維持されていますが、そこを通過する血流は逆に重力の関係で少なくなります。結果的に、血液に取り込まれる酸素の「量」は少なくなります。
② 「中肺野」では、肺胞の広がりも血流も中途半端です。したがって、酸素化も「そこそこ」となります。当然、肺の傷害度によって酸素化の良し悪しができることになります。
③ 「下肺野」では、傷害された肺胞が肺水腫になっているか、もしくは虚脱状態（ペチャンコ状態）になっています。そのために換気は損なわれています。血流は重力の関係で逆に多くなっています。したがって、血液は酸素化されずに静脈血のまま下肺野を「素通り」していきます。この素通りを「シャント：短絡」といいます。

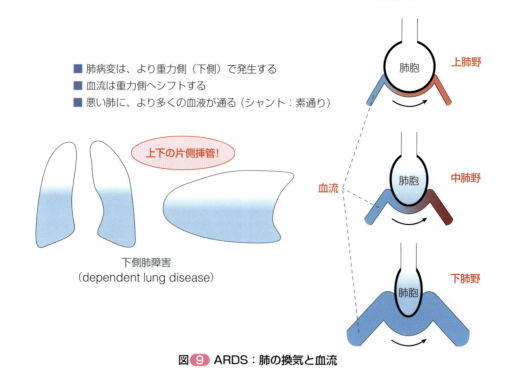

図9　ARDS：肺の換気と血流

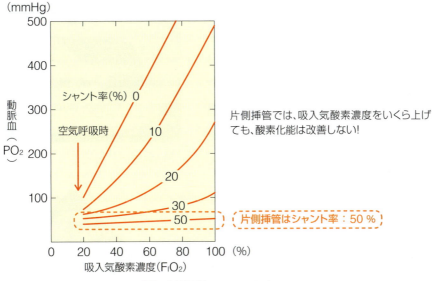

**図⑩ 片側挿管はシャント率：50％**

　すなわち、肺で酸素化されずに心臓に還る血液「シャント血流」が多いほど、片側挿管のように吸入気酸素濃度を上げても動脈血酸素分圧（$PaO_2$）は改善しないことになります。どの呼吸生理学の教科書にも掲載される有名なグラフを示します。シャント血流の割合（シャント率）が50％では、吸入気酸素濃度を上げても$PaO_2$はほとんど改善を認めないことが理解できます（図10）。

> **補足　オタクの話**
>
> 片側挿管では、換気される方の胸腔内圧が高くなると、肺血流が換気されない胸腔内圧の低い肺にシフトするために、シャント率は50％以上になる危険性があります。

**?問題1** 右図のCT所見はARDSの患者のものであるが左側臥位になっている間に発症したため、左側に肺病変（肺胞間質性肺水腫）が集中して発症した珍しい症例である。

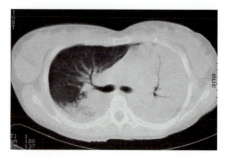

患者をどの向きで管理するとき最も動脈血酸素分圧（$PaO_2$）がよくなるか、換気と血流の関係から考えて、下の写真を「$PaO_2$がよい順番に」並べよ。

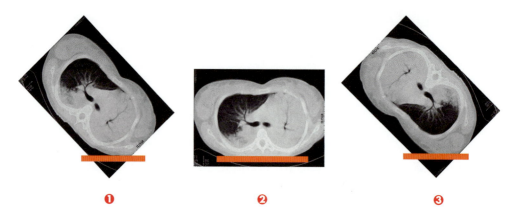

❶　　　　　　　　　❷　　　　　　　　　❸

#### 解答・解説

❸ ⇒ ❷ ⇒ ❶ の順になります。

❸ は正常な肺の部分が最下部になるために、正常に換気される部分に最も血流が多いことになります。したがって、動脈血酸素分圧（$PaO_2$）のみならず、動脈血酸素含量（$CaO_2$）も増加します。逆に ❶ は血流の多い部分が無気肺になっている最下部になるために$PaO_2$は最も「**悪く**」なります。

実際に100%酸素を吸入したとき動脈血酸素分圧（$PaO_2$）は、

❶　82 mmHg
❷ 152 mmHg
❸ 325 mmHg

となり、その違いは歴然です。このように体位を変えて酸素化を改善する療法を、「体位呼吸療法」といいます。

**問題 2** 吸入気酸素濃度を上げても$PaO_2$および$SpO_2$が改善しないとき、何をチェックするか？

◎可能性を片っ端から考えてみましょう！

## 解答・解説

1) 酸素は来ていますか？
   - パイプラインは接続されていますか？
   - 酸素チューブは脱落していませんか？
2) 換気はされていますか？
   - 呼吸回数は適正ですか？
   - 換気量は十分ですか？
   - 喘息？ 気胸？ その他に気付いていない胸部疾患はありませんか？
3) 無気肺がありませんか？
   - 背側胸部の診察はしましたか？
4) データは正しいですか？
   - 静脈血？　他人のデータではありませんか？

第3章 酸素の臨床 3 片側挿管とARDS

---

**コラム** **おもしろ略語**

【ARDS】 医学生
A：明らかに、R：Room Airじゃ、D：どうしようもない、S：症候群

【MOF】 外科医
M：無茶苦茶に、O：お医者さんが、F：踏みにじった症例

【ICU】 ICU医局長をしていた頃からの私の持論
「愛」．「死」．「憂」．（患者を愛し、患者の死を憂う）

# 4 肺の酸素化能の評価　ピーエフ・レシオ

**質問** 酸素化能に関して、A、Bさんのどちらが肺の重症でしょうか？

患者Aさん　room air　　　　　　　$PaO_2$　　63 mmHg

患者Bさん　吸入気酸素濃度　50 %　$PaO_2$　　150 mmHg

　与えている吸入気酸素濃度が違っていると比べにくいですね。では、どちらかの吸入気酸素濃度に統一してからもう一度血液ガスの検査をしますか？　答えに困ると言われる方は、次の公式を頭に叩き込んでください。

**Point②** **基礎**

## P/F ratio（ピーエフ・レシオ）= $PaO_2 \div F_IO_2$

　P/F レシオは、動脈血酸素分圧（$PaO_2$）を吸入気酸素濃度（$F_IO_2$）で割った数字です。PとFはその頭文字をそのまま読んで「ピー」「エフ」、割り算「／」なので比率「レシオ」が付いて、一般的な呼称がピーエフ・レシオです。正式名称はオキシゲン・インデックス（Oxygen Index）といいます。

　表1に吸入気酸素濃度をroom airから100％まで上げたときの$F_IO_2$と$PaO_2$の正常値を並べ、そのP/Fレシオ（要は$PaO_2 \div F_IO_2$）を計算したものを示しました。つまり、

表 ❶ P/F ratio（ピーエフ・レシオ）
Oxygen Index（$PaO_2/F_IO_2$）はほぼ一定！

| $PaO_2$ | 100 | 150 | 220 | 330 | 440 | 550 |
|---|---|---|---|---|---|---|
| $F_IO_2$ | 0.2 | 0.3 | 0.4 | 0.6 | 0.8 | 1.0 |
| P/F ratio | 500 | 500 | 550 | 550 | 550 | 550 |

肺の酸素化能が変化しないならば、P/Fレシオはほぼ一定であり、正常肺では500〜550になります。したがって、P/Fレシオは酸素化能が改善したのか、悪化したのか、あるいは酸素化能が一定の基準に達したのか否か、などを知るために使用されます。実際に問題を解く方が理解が深まります。

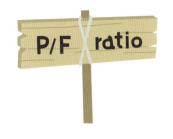

では前ページの質問の、P/Fレシオを求めましょう。

患者Aさん　room air（＝ $F_IO_2$：0.2）　$PaO_2$　63 mmHg
　　　　　　よって、P/F ratio：63 ÷ 0.2 ＝ 315

患者Bさん　吸入気酸素濃度50 %（＝ $F_IO_2$：0.5）　$PaO_2$　150 mmHg
　　　　　　よって、P/F ratio：150 ÷ 0.5 ＝ 300

したがって、患者Aさんは少しだけ正常値500に近く、酸素化能がよいことになります。といっても臨床現場では誤差範囲です。P/Fレシオの精度は25〜50刻みで判断すべき程度の精度と考えた方がよいでしょう。

P/Fレシオは、式から考えると単位はmmHgになりますが、「**単位は付きません**」。いつも不思議に思うのですが、レシオ（比率）とかインデックス（指標）と呼ばれるためだと思われます（しかし、付くものも見かけます）。

**問題3**　P/Fレシオを求めよ。そして、肺酸素化能がよい順に並べよ。

❶ $F_IO_2$　0.4　　　　　　$PaO_2$　140 mmHg
❷ room air　　　　　　$PaO_2$　 90 mmHg
❸ 吸入気酸素濃度60 %　$PaO_2$　150 mmHg

解説

❶ 140 ÷ 0.4 = 350
❷ 90 ÷ 0.2 = 450
❸ 150 ÷ 0.6 = 250

よい順番に並べると、❷⇒❶⇒❸ となります。
　前記の問題のように、P/Fレシオを知ることで、酸素化に関して呼吸不全の重症度を知ることができます。そこで、P/Fレシオの数値が意味するところを大まかに把握しておく必要があります。次の表は私が勝手に考えた指標です。

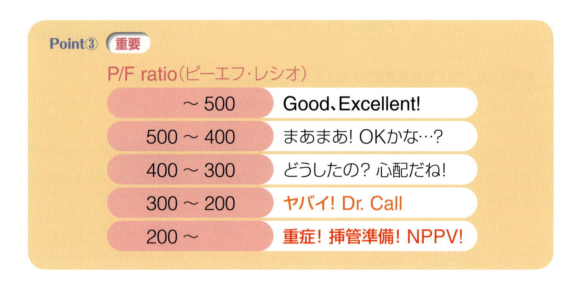

**問題4** P/Fレシオから、酸素化能の重症度を評価せよ（上記の表現でOK）。そして、ARDSの基準に該当する症例を探せ。

❶ $F_iO_2$　0.7　　　　　　150 mmHg
❷ $F_iO_2$　0.6　　　　　　 80 mmHg
❸ 吸入気酸素濃度 35 %　115 mmHg
❹ 吸入気酸素濃度 25 %　110 mmHg
❺ $F_iO_2$　1.0　　　　　　150 mmHg

P/FレシオはARDSの診断基準の1つで、ARDSはP/Fレシオが300以下とされる。重症度は300以下で軽症（Mild）、200以下で中等症（Moderate）、100以下で重症（Severe）とされる。

## 解説

|   |   |   | P/F | 評価 |
|---|---|---|---|---|
| ❶ $F_IO_2$  0.7 | 150 mmHg | 214 | 軽症（ARDS） |
| ❷ $F_IO_2$  0.6 | 80 mmHg | 133 | 中等症　（ARDS） |
| ❸ 吸入気酸素濃度 35 % | 115 mmHg | 329 | ちょっと心配 |
| ❹ 吸入気酸素濃度 25 % | 110 mmHg | 440 | まあまあ OK |
| ❺ $F_IO_2$  1.0 | 90 mmHg | 90 | 重症　（ARDS） |

# 5 低酸素血症とチアノーゼ

低酸素血症に陥ると、顔色が悪くなる、さらにはチアノーゼが出現することはよく知られています。では、パルスオキシメーターの経皮的酸素飽和度（$SpO_2$）でみると、どれくらいの値が危険レベルでしょうか？

> **質問** $SpO_2$の正常値は96〜100％ですが、「ちょっと顔色が悪い？」「調子悪そう？」酸素を投与した方がよいとされる危険レベルの$SpO_2$はいくらか？　（貧血や黄疸はありません）

注意深く観察していると、$SpO_2$が93％程度以下になると肉眼的にその低下に気付くことができます。このレベルに気付けなくても、$SpO_2$が90％以下になると明らかに鮮紅色が暗紫色がかってくるので、酸素投与を開始すべきです。

答えは、危険レベルとしては90％、要注意レベルならば95％となります。

**Point④ 重要**

- 要注意レベル　95％以下（$PaO_2$：80 mmHg以下）
- 危険レベル　　90％以下（$PaO_2$：70 mmHg以下）
- チアノーゼ　　75％以下（$PaO_2$：40 mmHg以下）

※参考 混合静脈血酸素飽和度：$S\bar{v}O_2$ 75％

なお、動脈血酸素飽和度〔$SaO_2$（もしくは$SpO_2$）〕と動脈血酸素分圧（$PaO_2$）の関係は、酸素解離曲線をみるとわかりますが、簡単に覚える方法として「3-6-9の法則」というのがあります。少し不正確ですが、大まかな把握には便利です。

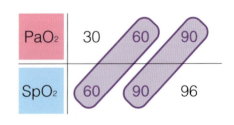

数字として3, 6, 9, 0しか入っていないので、困ってもすぐに頭に浮かべることが

できます。

　吸入酸素療法によって維持すべきSpO2は、次のように勧告されます。

---

**Point⑤　吸入酸素療法で維持すべきSpO2**

■ 急性疾患における低酸素血症　　　　　：　94〜98 %
■ 高二酸化炭素血症を有する呼吸不全患者：　88〜92 %

(British Thoracic Society Guidelines 2008)

---

## ❶ チアノーゼ

---

**質問**　「貧血の人は、低酸素血症になるとチアノーゼが現れやすい」とい
う記載は、正しいでしょうか？　誤りでしょうか？

☐ 正　　　　☐ 誤

---

　酸素が100％結合したヘモグロビンを酸化ヘモグロビンといいます。一方、酸素を
離したヘモグロビンは還元ヘモグロビンといいます。チアノーゼは、

---

**Point⑥　基礎**

**チアノーゼは還元ヘモグロビンが4 g/dL以上ではっきり認識できる**

---

という特徴があります。つまり、還元ヘモグロビン（酸素を4分子結合していないヘ
モグロビン）の「割合」でなく、「量」が問題になるのです。

　今、ヘモグロビン濃度が16g/dLの健康な男子と8 g/dLの貧血の女性を想定して比
較してみます（図11）。健康な男子は4 g/dLの還元ヘモグロビン濃度に達して、チア
ノーゼが出現するのは動脈血酸素飽和度（SaO2）が75％の時点です。一方、貧血の
女性は、SaO2が75％では還元ヘモグロビン濃度はまだ2 g/dLしかなく、チアノーゼ
は認められません。この女性のチアノーゼに気づくには、SaO2が50％に低下したと
きということになります。

　したがって、貧血ではチアノーゼは出現しにくいという事実があります。

　答えは、誤りです。

健康な男子

貧血なし
16 g/dL

酸化ヘモグロビン 16 g/dL　　SaO₂：100 %

還元ヘモグロビン 4 g/dL ／ 酸化ヘモグロビン 12 g/dL　　SaO₂：75 %（チアノーゼ）

貧血の女性

貧血
8 g/dL

酸化ヘモグロビン 8 g/dL　　SaO₂：100 %

還元ヘモグロビン 2 g/dL ／ 酸化ヘモグロビン 6 g/dL　　SaO₂：75 %

還元ヘモグロビン 4 g/dL ／ 酸化ヘモグロビン 4 g/dL　　SaO₂：50 %（チアノーゼ）

**図11　健康な男子と貧血の女性におけるヘモグロビンとチアノーゼの関係**

## ❷ 全身性チアノーゼと末梢性チアノーゼ

　チアノーゼは全身に認められる場合と、指先などの四肢末梢に認められる場合があります。四肢末梢に強い循環不全があると指先だけにチアノーゼが認められ、これを末梢性チアノーゼといいます（参考：第2章77ページ　末梢循環不全）。

　全身性チアノーゼは肺の酸素化能の悪化や心臓の右左シャントなどで認められます。全身に認められる場合も、末梢循環が悪い部分があるとその部分には早く現れ、全身のチアノーゼのなかでもはっきりと強く認められます。そこで質問です。

> **質問**　指先にチアノーゼが出現している患者がいます。血液ガスを採取せずに、末梢性のチアノーゼか？　全身性のチアノーゼか？　鑑別してください。

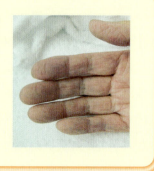

　まず末梢循環を改善しようとする行為で、チアノーゼが軽減するかどうか試してみ

112

ましょう。例えば、指先をマッサージしたり温めたりしてみて、暗紫色の皮膚色が赤味を帯びた色に変化するかどうかをみます。同時に末梢循環不全の状態もチェックしておきます。

次に、前記によってチアノーゼの改善が認められない場合には、末梢循環が常に維持されている口腔粘膜などを観察して、チアノーゼの有無を確認します。口腔粘膜でもチアノーゼがあれば、全身性チアノーゼと判断できます。

## ❸ 末梢循環の診方

親指で捺印するように皮膚を圧迫してやると、その部分の皮膚は毛細血管の血流が駆血されて白くなります。末梢循環に問題がない場合は、指を離すとすぐに皮膚に血流が再環流して鮮紅色に戻ります。一方、末梢循環不全が存在すると、皮膚を圧迫して白くなった部分に毛細血管血流が戻って赤くなるまでの時間（再灌流時間）が長くなる、もしくは白いスポットがなかなか消えないという特徴が出現してきます。

末梢循環不全が存在すると皮膚に大理石様の紋様が認められるようになります。これも重要なサインです。極寒の日に薄着で外にいると四肢に簡単にでてきますね。重症患者に大理石紋様を認めた場合は、その紋様部を強く圧迫して、末梢循環不全を忘れずにチェックしましょう。もし、圧迫しても暗紫色の紋様が消えない場合は、循環不全よりもさらに重篤な末梢血管の塞栓症を意味し、播種性血管内凝固症候群（disseminated intravascular coagulation；DIC）や敗血症が重篤であることを示唆する所見です。

# 6 吸入酸素療法と血液ガス

　動脈血の血液ガスをチェックして、P/Fレシオを求めようとするとき、吸入気酸素濃度がわからなければ求めることができません。たとえば、鼻カニューラで投与するガスは100％酸素ですが、患者が実際に吸気するガスは大気を混じているために100％ではありません。では、気管挿管をしない状態で、どのようにして吸入気酸素濃度を規定すればよいのでしょうか？

> **質問** 写真のように鼻先に置かれたチューブから流れてくるガスだけを吸気するために必要なガス流量はどれくらいでしょうか？　1回換気量は500 mL、呼吸回数は12回/分、吸気時間は1秒とします。
>
> ① 　6 L/分
> ② 15 L/分
> ③ 30 L/分
> ④ 60 L/分

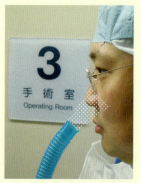

流れてくるガスだけを吸気するために必要なガス流量は？

　写真の男性は、1秒間に500mLを吸気するので、1分当たりの流量にすると、

$$500 \text{ mL} \times 60 \text{ 秒} = 30\,000 \text{ mL/秒}$$
$$= 30 \text{ L/分}$$

となります。

　最初から最後まで同じ流量で吸気する状態を図示すると、図12Ⓐの30L/分の一次直線になり、吸気量は一定の割合で増加します。しかし、ロボットのように一定の吸気をする人間はいません。実際には、図中の赤の領域の上縁の線に沿って吸気量は増加します。つまり、最初は急速に流量が立ち上がって、徐々にゆっくりになって吸気が終了します。図12から最大流量であるⒷのラインを求めると、その流量はおよそ

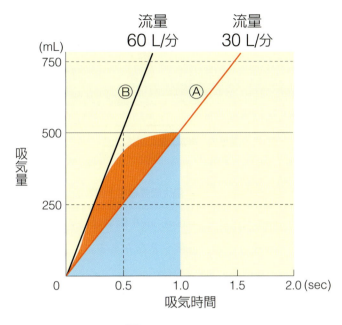

**図12 吸気量と吸気時間**

60L/分になります。したがって答えは、④ 60L/分のガス流量であれば、写真の男性はチューブから出るガスのみを吸気し、周辺の大気を吸気することはありません。

> **質問** 前の質問の条件で、40％酸素ガスが30 L/分の流量で投与されているときに、動脈血血液ガス分析を実施しました。そのデータから求めたP/Fレシオの評価としてはどれが正しいでしょうか？
> 
> ① 正確な値より高い値になる
> ② 正確な値そのものであり、信頼できる
> ③ 正確な値より低い値になる

まず、P/Fレシオの復習をしましょう。

Oxygen Index：P/F ratio ＝ $PaO_2 / F_IO_2$

正常値：500 〜 550

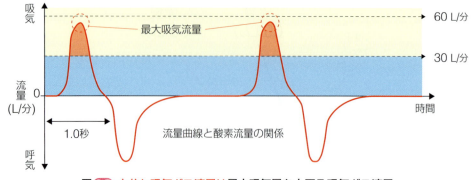

図13 十分な吸気ガス流量は最大吸気量を上回る吸気ガス流量

今、あなたのPaO₂が100mmHgなら、room airを吸気するので、

P/Fレシオ = 100 ÷ 0.2 = 500　正常　となります。

さて、図12でみても30L/分では、赤の領域は大気を吸気してしまうことになります。これをもう少しわかりやすく流量曲線でみてみましょう。流量曲線は基線より上が吸気で、下が呼気になり、基線より離れるほど大きな流量であることを示します。横軸は時間（秒）です（図13）。

30L/分のライン（下破線）では、患者の最大吸気流量をカバーできず、赤色の領域は周辺大気（room air）を吸気してしまうことがわかります。つまり、40％の吸入気酸素濃度を維持できていないことになります。したがって答えは、③「正確な値より低い値になり、P/Fレシオは過小評価されます」。

繰り返しますが、この患者がチューブから流れてくるガスだけを吸気するには、最大吸気流量を上回るガス流量が必要になります。

では、60L/分の流量はどのようにすれば、患者に供給できるのでしょうか？　そのための酸素投与装置は高流量型酸素供給装置と呼ばれるもので、その代表はベンチュリーマスクです。

## ❶ ベンチュリーマスクの原理

駅のプラットホームの白線のところに立っているときに、特急列車が通過すると、体が線路側に引き込まれそうになった経験はありませんか？　また、安ホテルの狭いバスルームでシャワーを浴びるとき、シャワーカーテンがベタベタ身体にくっついてくる嫌な経験をしたことはないでしょうか？　これらはいずれもベルヌイの定理に従った物理現象です。このベルヌイの定理をジェット気流に応用したのが「ベンチュリ

ーの原理」です。具体的にいうと「ジェット気流が存在すると、その周辺に陰圧が発生する」という原理です。ベンチュリーマスクはこの原理を利用しています。つまり、100％酸素でジェット気流を作り、そこに発生した陰圧で大気を引き込んで、一定の酸素濃度の混合気を作っています（図14）。ベンチュリーマスクの特徴は、酸素流量を変えても酸素濃度が一定に保たれることです。

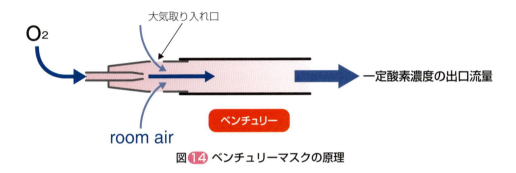

図14 ベンチュリーマスクの原理

**問題5** ベンチュリーマスクの設定が以下のときの出口総流量はいくらか？

酸素流量　　15 L/分（酸素流量計の100％酸素の流量値）
酸素濃度設定　40％

**解答・解説**

答えは使用説明書にも掲載されていますが、自分で求めることができるようになりましょう。ベンチュリーのガスの収支決算は以下のように書くことができ、これを解けば簡単に出口の総流量を求めることができます。

$$\text{ベンチュリーに入るガス} = \text{ベンチュリーを出るガス}$$
$$100\%\text{酸素量} + 20\%\text{大気量} = \text{設定濃度出口総流量}$$
$$(100\% \times \text{酸素流量}) + (20\% \times \text{大気量}) = \text{設定濃度} \times (\text{酸素流量} + \text{大気量})$$

今、大気取り入れ口から吸い込まれる大気量を X L/分として、式を立てると次のようになります（図15）。因数分解を忘れた方のため、解法から説明します。

$$(100\% \times 15\,L/分) + (20\% \times X\,L/分) = 40\% \times (15 + X\,L/分)$$

単位を全部外して、計算してみます。

$$1\,500 + 20X = 40 \times 15 + 40X$$

移項して（移項したら符号がマイナスになりますよ！忘れずに）

$$1\,500 - 40 \times 15 = 40X - 20X$$
$$1\,500 - 600 = 20X$$
$$900 \div 20 = X$$

∴ X ＝ 45 L/分（大気吸い込み量）

したがって求める出口総流量は、

出口総流量 ＝ 15 ＋ 45 ＝ 60 L/分

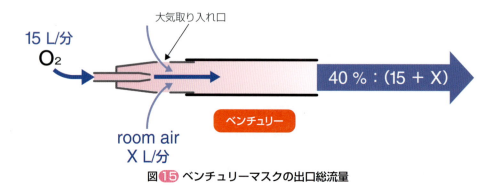

**図15** ベンチュリーマスクの出口総流量

**問題6** ❶ベンチュリーマスク：酸素濃度35％、酸素流量10 L/分の出口総流量は？
❷インスピロンネブライザー：酸素濃度25％、酸素流量8 L/分の出口総流量は？

**解答・解説**

❶ $(100 \times 10) + (20 \times X) = 35 \times (10 + X)$　X ＝ 43.3

∴出口総流量 ＝ 10 ＋ 43.3 ＝ 53.3（L/分）

❷インスピロンネブライザーもベンチュリーと同じ原理を持つ高流量タイプですが、ベンチュリーでは酸素ノズル（内径）を変更して酸素濃度を決定したのに対して、インスピロンネブライザーでは大気吸い込み量を調整して酸素濃度を決定し、酸素ノズルは一定の内径です（図16）。流量の求め方は同じです。答えを求めると、シューシューと大きな音がする大きな流量になることがわかります。

ベンチュリーマスク　　　　　　インスピロンネブライザー

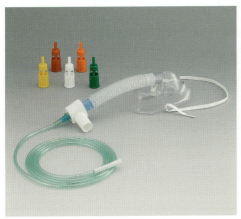
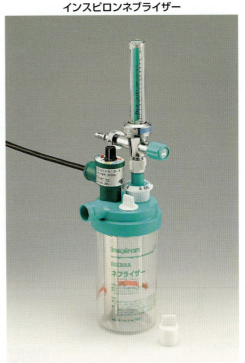

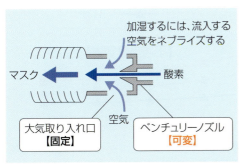
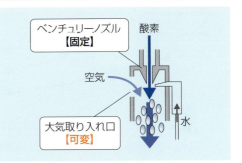

Ozaki, K. ICU Risk Management News. 1(5), 1998より引用
図16 高流量システムの構造（写真提供：日本メディカルネクスト）

$$(100 \times 8) + (20 \times X) = 25 \times (8 + X) \quad X = 120 (L/分)$$
$$\therefore 出口流量 = 8 + 120 = 128 (L/分)$$

【要注意】
　インスピロンネブライザーのように大気取り入れ口を調整するタイプでは、完全に閉鎖すると100％と記載されるために、100％が投与されていると勘違いするスタッフがいます。100％、10L/分では大気の吸い込みがまったくなくなるために、出口総流

量も10L/分しかありません。100%酸素を投与したいと思うような呼吸不全患者の大きな吸気流量に対して、10L/分の出口総流量では遠く及ばず、P/Fレシオは、はなはだ過小評価されることになります。実際にその過小評価されたデータを見て不要な気管挿管が実施されてしまうケースもあります。

そのうえ、もし気管挿管をしたことによって、人工呼吸器関連肺炎を起こせば、これはもう医療過誤の範疇に入ってしまいます。

### ベンチュリーマスクなどの高流量タイプで使用すべき、酸素濃度と酸素流量

図17は、35％以上の各設定酸素濃度における出口総流量を示しています。15 L/分の酸素流量を使用しても、出口で40 L/分以上の流量を得るには、50％までであることが理解できます。したがって高流量タイプでは、酸素濃度設定は50％程度までにとどめ、酸素流量は10〜15 L/分以上とするべきです。

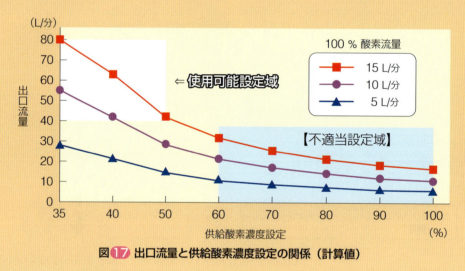

図17 出口流量と供給酸素濃度設定の関係（計算値）

## ❷ 患者の吸気流量

患者の吸気流量は60L/分であるとは決まっていません。ゆっくり吸気する人もあれば、速く吸気する人もいます。また、1回換気量も大きかったり、小さかったりします。気管挿管して換気モニターが付いていない場合、患者の吸気流量と換気量はわかりません。どのようにすれば、患者の最大吸気量を上回る出口総流量であるか否かを判断できるのでしょうか？

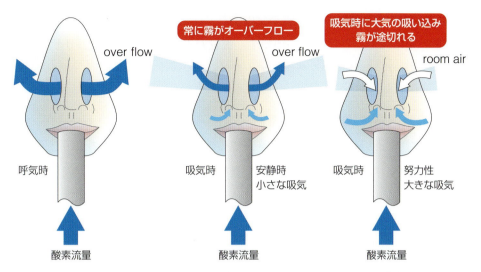

Ozaki, K. ICU Risk Management News. 1(5), 1998より引用

**図18** 吸気流量に対してガス流量が十分か不足しているのかを鑑別する

## 【確認方法】

① ベンチュリーにネブライザーで霧（ミスト）を流す、もしくはネブライザー機能のある高流量型ネブライザーマスクを使用し、霧を流す。

② ベンチュリーマスクの側孔から霧が流れるのを確認する（図18左端）。

③ 判定：**【流量十分】** 　霧が吸気も呼気も間断なく側孔からオーバーフローする。すなわち大気の吸い込みはないと考えることができる（図18中央）。

　　　　　　　　　　**投与酸素濃度 ＝ 吸入気酸素濃度**

　　　　**【流量不十分】** 呼気時には霧が常に側孔から溢れるが、吸気時には霧が側孔からマスク内に吸い込まれ、霧のオーバーフローが途切れる（図18右端）。

　　　　　　　　　　**投与酸素濃度 ＞ 吸入気酸素濃度**

　この現象を確認しながら、大きく吸気させたり、速く吸気させたりすると60L/分の出口総流量でもネブライザーの霧が途切れて、霧が容易にマスク内に吸い込まれる現象を確認できます。ぜひ、スタッフ同士で確認してみてください。

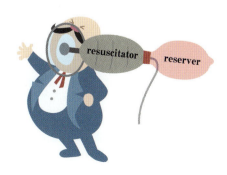

すなわち、努力性呼吸をする呼吸不全の患者では、通常の流量では吸入気酸素濃度（$F_IO_2$）を一定に保つことは難しいのです。流量が不足する場合には、リザーバーマスクや蘇生バッグ、気管挿管を考慮してください。

### ❸ 大気の吸入量を増加させる因子

吸入酸素療法において、大気の吸気量が増加する因子には患者側の因子と供給装置側の因子があります。つまり、規定の酸素濃度に達しない原因として、表2に示す4つの因子を考える必要があります。

① **患者側因子**：努力性呼吸によって1回換気量や吸気流量が増えると、出口総流量を上回ることになり、大気の吸気量が増加します。代謝性アシドーシスの代償性過換気では1回換気量も呼吸回数も増えます。また、ARDSなどでは1回換気量は急性呼吸不全によって制限されていても、努力して急速に吸気するために瞬間的に最大吸気流量は簡単に150L/分に達します。

② **供給側因子**：吸入ガス流量は最初に説明した通りです。リザーバー容量はマスク容量と考えると簡単に理解できます。要はマスク内容が大きいと呼気相の間にマスク内に高濃度酸素が多く蓄積されることになります。

**表2 規定の酸素濃度に達しない4つの因子**

| 患者側因子 | 供給側因子 |
| --- | --- |
| 1回換気量の増加 | 吸入ガス流量の減少 |
| 吸気流量の増加 | リザーバー容量の減少 |

**問題7** 吸入気酸素濃度は何%か？

単純顔マスクの酸素流量6L/分で投与したとき、患者の吸入気酸素濃度はいくらか？

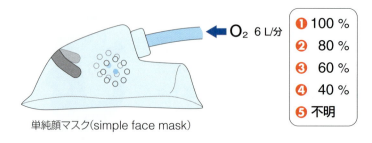

単純顔マスク(simple face mask)

❶ 100 %
❷ 80 %
❸ 60 %
❹ 40 %
❺ 不明

## 解答・解説

**❺ 不明**

指導書には単純顔マスクで酸素流量5〜6 L/分のとき、吸入気酸素濃度はおよそ40〜50%と記載してあります。しかし、これらはあくまでも目安の吸入気酸素濃度であり、患者の呼吸様式によって大きく変化します。したがって、単純顔マスクでは、吸入気酸素濃度を規定することは困難であり、パルスオキシメーターで$SpO_2$をモニタリングして、その結果から流量を調節した方がより臨床に即した方法です。実際に英国胸部疾患学会（British Thoracic Society）は、2008年により臨床的な酸素投与のガイドラインを示し、酸素流量は$SpO_2$をモニタリングしながら調節するように勧告しています。

では、なぜ酸素流量5〜6 L/分で吸入気酸素濃度が40〜50%といわれるのでしょうか？　その理由を考えてみるために、以下の条件を想定して検討してみましょう（図19）。

① 患者は吸気時間1秒で500 mLを吸気するものとします。

② 酸素流量が6 L/分の酸素流量は1秒間の流量に換算すると100 mL/秒になり、1秒間の吸気の間に100 mLの100％酸素を吸気するものと仮定します。

③ マスクの容量を計測すると約180 mLでしたが、顔を押しつけると90 mLがマスクと顔の間にできる容積でした（被検者は著者）。

④ 吸気直前のマスク内の酸素濃度は75％と見積もります。呼気中に100％酸素が流入して、マスク内の酸素濃度が吸気開始に向かって上昇するためですが、これは私が勝手に推測した、根拠の薄弱な数字です。

⑤ 1回換気量500 mLのうち②と③以外の310 mLは大気を吸気します。

これを図に示すと、1秒間の吸気の内訳は図19になります。1回換気量500mLのうち、100%酸素に相当する酸素量は233mL（100mL ＋ 68mL ＋ 65mL）となり、吸入気酸素濃度は推定で46.6%となります。

すなわち、自発呼吸の呼吸パターンが変化すれば、吸入酸素濃度は容易に変化することが理解できます。

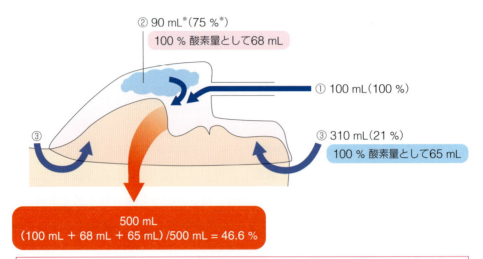

単純顔マスクの内容量は約180 mL。装着時の内容量は鼻や口などの部分を除き、半分の90 mLと推定した。呼気終末のマスク内の酸素濃度は、呼気や周辺大気の対流などを考慮して75 %と見積もった

| 【吸気1秒間のガスの内訳】 | | 【100 %酸素として】 |
|---|---|---|
| ① 流れてくる酸素の流量 | 100 mL（100 %） | 100 mL |
| ② マスク内にたまっているガス※ | 90 mL（約75 %） | 68 mL |
| ③ 周りの大気 | 310 mL（21 %） | 65 mL |
| 計 | 500 mL | 233 mL |

∴ 吸入酸素濃度 ＝ 233 mL ÷ 500 mL ＝ 46.6 %

**図19　1秒間の吸気の内訳**

第 **4** 章

# 酸と塩基
### 酸塩基平衡

　ここからは、酸塩基平衡を学習します。酸塩基平衡を習得しようとして学習を始めたが、途中で挫折したという話をよく耳にします。そこで、本書ではできるだけ平易に、身の回りの事柄に置き換えて話を進めていきます。4章は基本的な知識で、いろいろな話を理解するための基礎になります。5章は酸塩基平衡の解き方講座です。そこで、自信をつけて6章の代償の話に挑戦してください。6章の内容はそれまでに比べて少しだけ勾配が急になりますが、難解な部分には、「ちょっとアドバンス」「詳説」「補足」を付けておきましたので、難しいと感じる方はまず基本的な、簡単なところからマスターしてください。それでは『酸とは何か』からです。

# 1 酸（Acid）とは?

　酸とは水素イオン〔$H^+$〕を与えることができる物質と定義されます。ブレンステッドの定義といいますが、なにかしら難しい言い回しですね。そこでここでは、もっと簡単に考えましょう。

　皆さんは、きっと塩酸 HCL（エイチ・シー・エル）ぐらいは記憶にありますよね。塩酸 HCLはご存知のように強い酸です。塩酸は水の中で、

$$HCL \rightarrow H^+ + CL^-$$

となり、水素イオン〔$H^+$〕を発生し、〔$H^+$〕は他の物質と反応を起こすことが可能になります。これが「与える」ということで、塩酸HCLが酸として働く機序です。つまり、「水素イオン〔$H^+$〕の存在は、酸の存在を意味する」といえます。そこで、少々（相当に?）乱暴ですが、どうしても化学の本を開きたくない人は以下のように考えてください。これで十分です。

**Point①** 基礎
### 水素イオン〔$H^+$〕≒ 酸

と考えましょう。

## ❶ 水素イオン〔$H^+$〕≒ 酸の産生

　エネルギーを産生するために、糖や脂肪が燃えるという「酸化反応」が起きると、細胞内に水素イオン〔$H^+$〕が生まれます。水素イオンの産生量は1日に12000～15000 mmol（ミリモル）といわれます。具体的にどれくらいの量なのかと問われると、答える側もちょっと困りますが、非常に多い量です。

　私たちは生命を維持するため常にエネルギーを産生していますが、同時に自動車の排気ガスのようにエンジンのかかっている間は常に〔$H^+$〕を生み出しています。どんどん産生されてくる〔$H^+$〕を処理していないと、酸による障害で細胞の機能を維持できなくなり、放置すると数分で致死的な状態になります。つまり、それほどの膨大な量の〔$H^+$〕が産生されています。

126

したがって、水素イオン〔$H^+$〕≒酸の処理は極めて重要で、体内には多くの〔$H^+$〕および酸の処理機能が存在します。なかでも血液の果たす役割は重要です。

組織に送られる血液が途絶すれば、酸素（$O_2$）を供給できないだけでなく、〔$H^+$〕の処理もできなくなり、組織障害が助長されます。動物実験では、極度の低酸素血症が存在するが脳血流は維持される群と、一時的に脳血流を停止して極度の低酸素症が発生した群では、同じ時間、同じ程度の低酸素状態であっても、血流が途絶した群では、〔$H^+$〕≒酸を処理できないために神経学的な予後が悪くなることはよく知られています。

## ❷ 体内の酸

細胞内で起こるエネルギー代謝を簡単に書くと次のようになります。

ブドウ糖 ＋ 酸素 ⇒ $CO_2$ ＋ $H_2O$ ＋ エネルギー

これは紙が燃えて、二酸化炭素と水と熱ができるという現象と同じです。しかし前式には、どこにも酸の存在を示す水素イオン〔$H^+$〕は出てきません。酸はいったいどこにいるのでしょうか？　実は体内で〔$H^+$〕は、かたちを変えて存在します。

> **質問** **では、酸はおもにどのようなかたちで体内に存在するのでしょうか？**
>
> **① 二酸化炭素　$CO_2$**
>
> **② リン酸　$H_2PO_3$**
>
> **③ 硫酸　$H_2SO_4$**

答えは、①、②、③、すべて体内に酸として存在しますが、おもには①の$CO_2$です。体内では、ほとんどの水素イオン〔$H^+$〕はすぐに二酸化炭素（$CO_2$）に置き換えられます。そして、酸である$CO_2$は呼吸によって肺から体外に排出されることになります。

これを化学式で書くと次の式になります。

$$H^+ + HCO_3^- \Leftrightarrow CO_2 + H_2O$$

127

細胞障害を引き起こす〔H⁺〕が処理されるときには、式は左辺から右辺に反応が進みます。しかし、この式を右辺から左辺に進む逆の流れでみると、二酸化炭素は水（$H_2O$）の中では、塩酸と同じように水素イオンを生じています。つまり、水素イオン〔H⁺〕を与える行為をしているので、塩酸と同じく酸の仲間であることが理解できます（今は$HCO_3^-$を無視しておいてください。後述します）。

> **Point②　基礎の基礎**
> 生体内では、二酸化炭素（$CO_2$）は酸である

### ❸ $CO_2$以外の酸

　$CO_2$以外の酸であるリン酸や硫酸は、呼気ではなく尿中に排出されますが、その量は$CO_2$に比較すると極めてわずかです。

■ **呼吸で排出される酸**
　　$CO_2$　　　　：12 000 〜 15 000 mmol/日
■ **腎に排出される酸**
　　リン酸・硫酸：　　　　60 〜 80 mmol/日

　したがって、体の中の酸はほとんどが二酸化炭素であり、私たちは常に呼吸をし続けなければ生命を維持できません。

> **サイエンスボックス　揮発性の酸と不揮発性の酸**
>
> 　私たちは一人が1日におよそ500 Lもの大量の$CO_2$ガスを排出していますが、それは酸を処理しているからです。このために$CO_2$は別名「揮発性の酸」と呼ばれています。これに対して、尿などに出て行く酸のことは「不揮発性の酸」（もしくは「固定酸」）と呼んでいます。しかし、1日の酸の産生量12 000 〜 15 000 mmol/日のうち、尿から排出される「不揮発性の酸」の量はわずかに60 〜 80 mmol/日です。
> 　仮にすべての酸を尿で排出するには、小便小僧のように1日中オシッコをし続けても、単純計算で約300 Lの尿量が必要になり、尿中排出だけでは到底不可能です。

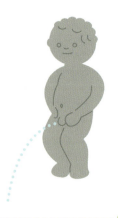

## ❹ 呼吸の仕事

　小学校では「呼吸とは、体内に酸素を取り入れて、二酸化炭素を体外に排出することである」と学習します。そこでお尋ねします。

---

**質問**　**呼吸は、どちらが優先されているのでしょうか？**

　　**① 酸素の取り入れが優先される**

　　**② 二酸化炭素の排出が優先される**

---

　答えは、どちらも重要なので非常に難しい問題です。しかし、呼吸の調節という観点からみると、生体は$CO_2$を一定にすることを優先して、呼吸を調節します。例えば、動脈血二酸化炭素分圧（$PaCO_2$）が少し上昇するだけで、生体はすぐに反応して分時換気量を増やします。

　一方、低酸素に関しては動脈血酸素分圧（$PaO_2$）が少々低下しても分時換気量の増加は起きず、$PaO_2 \leqq 55mmHg$以下になると、やっと分時換気量が増加し始めます。したがって、②が正解です。つまり、生体は低酸素より酸の蓄積に対して非常に敏感であり、そのために私たちは非常に精巧で効率的な酸の排出機能を備えています。

# 2 二酸化炭素の一般的な医学常識！

**質問** 小学生の中学受験用の参考書にあった問題です。枠のなかに正しい %を入れてください。水蒸気に関しては、「少ない」「多い」で答えてください。

|  | 酸素 | 二酸化炭素 | ちっ素 | 水蒸気 |
|---|---|---|---|---|
| 吸気 |  |  |  |  |
| 呼気 |  |  |  |  |

呼吸のはたらき：人のからだのしくみとはたらき『自由自在理科』（小学校高学年）第7章，東京，受験研究社，2004, p.99-125.

答えは、下記です。

|  | 酸素 | 二酸化炭素 | ちっ素 | 水蒸気 |
|---|---|---|---|---|
| 吸気 | 21 % | 0.03 % | 78 % | 少ない |
| 呼気 | 16 % | 5 % | 78 % | 多い |

**Point③** 基礎 呼吸生理のお約束！「大気中の$CO_2$は 0 mmHg」

大気の二酸化炭素濃度は0.03 %です。呼吸生理の常識として、吸入大気中の二酸化炭素分圧は非常に小さいので、通常では無視することになっています。

$$（760 \text{ mmHg} - 47 \text{ mmHg}）× 0.0003 ≒ 0.2 \text{ mmHg} ⇒ 無視！$$

つまり、特別にことわりがなければ、吸入気二酸化炭素分圧（$P_ICO_2$）は 0 mmHg として扱います。

## サイエンスボックス 大気のCO₂濃度

しかし、ここにきてそういってはいられない状況が発生しています。そうです。大気の二酸化炭素濃度の上昇です。ある小学生の進学塾で「大気のCO₂濃度は0.04 %」と教えていたのに驚き、調べてみました。図1は、気候変動に関する政府間パネル（Intergovernmental Panel on Climate Change：IPCC）の第4次レポートです。このとき379ppmだったCO₂濃度は、その後の第5次レポート（2011年）では391ppmと400ppm（0.04 %）に達しようとしており、恐ろしく急速に増加しています。確かに塾の指導内容は正しかったのです。

岩手県大船渡市綾里は、日本で最初に大気CO₂の長期連続観測を開始した測定地点です。綾里における2017年の年平均濃度は409.2 ppmで、1987年の観測開始以来の最高値を記録し、過去10年間は1年当たり2.07 ppmの割合で増加したことが判明しました。また、春はCO₂濃度が最も高くなり、2017年4月の綾里では415.4 ppmの最高値を記録し、実際に大気CO₂濃度は0.04 %を突破してしまいました。この増加率が続けば2035年には、0.045%、つまり四捨五入すると0.05%になってしまうかもしれません。

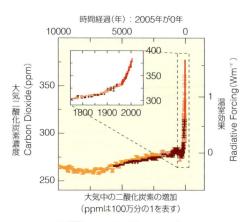

図1 IPCCの第4次レポート

## ❶ 私たちのCO₂排出量

では、私たちがどれくらいCO₂を排出しているのか計算してみましょう。

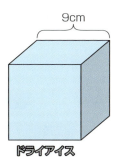

ドライアイス

**1日の換気量（1回換気量500 mL、呼吸回数15 回/分とします）**
500 mL × 15 回/分 × 60 分 × 24 時間 ＝ 10800 L/日

**1日CO₂排出量（呼気CO₂濃度5％として）**
10800 L/日 × 5％ ＝ 540 L/日

この量はドライアイスにすると1辺が9 cmの立方体になり、腹腔鏡の胆石手術ならば数十回の手術が可能な

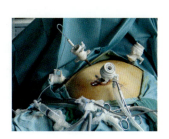

$CO_2$ガス量に相当します（上手な外科医に限ります！）。

> **サイエンスボックス** 肥満と$CO_2$
>
> 　肥満の人の割合が全世界で欧米並みに高まると、10億人当たりの温室効果ガス排出量は、$CO_2$換算で最大10億トンに増えるとする試算が出され、肥満の増加は地球温暖化を加速する危険性があると指摘されています（英ロンドン大学衛生熱帯医学大学院）。
>
> 　わが国でも、本書の監修をしていただいた諏訪邦夫先生は『酸素はからだになぜ大切か』（講談社ブルーバックス）のなかで、『肥満に税金をかけろ』と提案されておられます。私のお腹にはちょっと辛い提案ですが、化学式から計算してみると明らかです。⇒ ちょっとアドバンス

### ちょっとアドバンス

　食事をすべてブドウ糖で摂取するとして、どれくらい$CO_2$が産生されるか計算してみましょう。食事のカロリーは平均的な1日摂取カロリーである2 000kcal/日とします。

【注】少し化学の知識が必要ですので、難しいと感じる方は「サラッ」と読み流していただいても結構です。

　まず、以下の式から、エネルギー産生のために1モルのブドウ糖が燃焼すると、6モルの$CO_2$が産生されることがわかります。

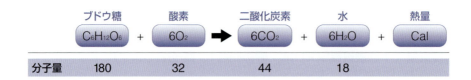

　そして、2 000kcalの熱量を得るにはブドウ糖として約500gが必要です（ブドウ糖1gからは4 kcalの熱量が産生されるので、2000 ÷ 4 = 500）。

　500gのブドウ糖は2.8モルなので（500 ÷ 分子量180 ≒ 2.8モル）、2.8モルのブドウ糖が燃焼すると6倍の16.8モルの$CO_2$（2.8モル×6 $CO_2$）が産生されます。これは重量にして約740g（1モル44g × 16.8モル）、室温のガス体積にすると約410L（1モル

は25℃で、よって24.5L × 16.8モル）の二酸化炭素になります。

　したがって当然のことですが、食べれば食べるほど$CO_2$排出が多くなるわけです。私たち自身も食べ過ぎに気をつけて、無駄な呼吸をしないように有意義に生きなければと思う、今日この頃です。

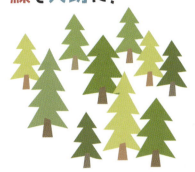

無駄な呼吸をしないように、有意義に生きよう！

> **補足　気になるオタクの話**　二酸化炭素の産生量が求め方で異なる！
>
> 　1日の二酸化炭素の産生量は化学式から求めたものは410 L/日であったのに、1日呼気量と呼気二酸化炭素濃度から求めた値は540 L/日で多少異なります。この差がどうしても**気になる**という方が必ずおられます。後者が多いのは、呼気にはガス交換に関与しない死腔換気量が含まれているほか、測定される二酸化炭素濃度は呼気終末であり、呼気初期の部分より高くなっていることが関係していると考えられます。

# 3 緩衝を理解しよう!

　私たちの体内には、常に産生される膨大な酸を上手く制御する「**緩衝**」という機能が存在しています。例えば、私たちは運動をすると酸の産生が一気に増加しますが、pHは大きく変化せず、変化してもすぐに是正されます。ここには緩衝という機能が存在します。そこでまず、中学校の理科で習った酸の中和の実験を復習します。

## ❶ 中学校で習った滴定実験

　図2のように、ビーカーの水に強い酸である塩酸を滴下していく（滴定していく）と、pHは直線的に酸性側に傾いていきます（破線）。ところが、ビーカーの中に弱酸を入れておくと、水溶液のpHは先ほどと異なり、図のようにS字に曲がり、途中にpHがほとんど変化しない部分を発見できます（実線）。このpHが変化しない現象を緩衝といい、変化しない領域を緩衝域といいます。

　つまり、生体は常に産生され増加する酸をこの緩衝作用によって緩和し、少々大量に酸が発生しても極端な酸性にならないようにする、素晴らしい機能を備えています。そして、体内にある弱酸こそが炭酸なのです。

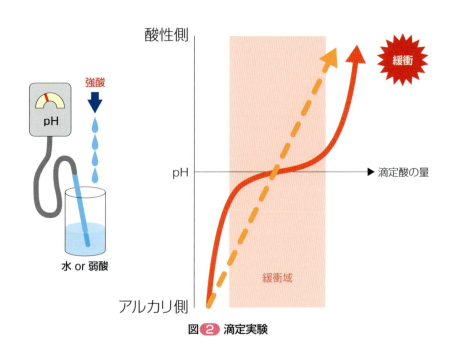

図❷ 滴定実験

## ❷ 生体の緩衝作用は重曹で実験できる！

コーラなどの炭酸飲料は重曹（炭酸水素ナトリウム：$NaHCO_3$；別名はソーダの素）が溶解してあり、ご存知のようにシュワ〜ッと二酸化炭素（$CO_2$）の泡が発生します。つまり、果汁やコーラなどの酸性の水溶液中では、重曹は二酸化炭素（$CO_2$）の泡を発生します。

これを反応式で確認してみましょう。重曹を酸性の水溶液に溶解すると、ナトリウム〔$Na^+$〕と〔$HCO_3^-$〕に分かれます。〔$HCO_3^-$〕は〔$H^+$〕と反応して$CO_2$を発生します（式では$Na$は変化しないので省略しています）〔1式〕。

### Point④ 基礎

$$〔H^+〕 + 〔HCO_3^-〕 \Leftrightarrow H_2O + CO_2 \cdots\cdots 〔1式〕$$

次に、みなさんでもできる緩衝の簡単な実験をしましょう。用意していただくものは、コーラとレモンです。コーラのpHは約2.5で驚くほど酸性が強く、コップの中には〔$H^+$〕イオンがたくさん存在しています。さて、今ここにレモンを絞って、その果汁（レモン果汁のpHは約2.0）を入れるとどうなるのでしょうか？　そうです、さらにシュワ〜ッと$CO_2$の泡が出てきます。

〔$H^+$〕レモン果汁

⇩

〔$H^+$〕 + 〔$HCO_3^-$〕　⇒ $H_2O$ + $CO_2$ ⇧
（コーラのコップの中）　　　　　（泡）

つまり、炭酸という弱酸の存在するコーラの中に、新たに酸である〔$H^+$〕を加えても上記の式は右から左に反応が進んで、酸は$CO_2$に変換されて大気中に放出されてしまいます。すなわち、コップの中に酸である〔$H^+$〕が増えても、すぐに酸は〔$HCO_3^-$〕の存在によって$CO_2$になり、コップの中から消えてなくなるのです。その結果、コップの中の〔$H^+$〕の濃度にはあまり変化は起きません。この反応こそが、私たちの生体内で最も盛んに行われている酸の中和方法です。

酸〔$H^+$〕がすぐに$CO_2$に転換されることで、私たちの体内の酸は上手く処理されて、生体が酸性に傾かないように調整されています。そして、そのためには$CO_2$を体外に

排出する呼吸が不可欠になるわけです。

　逆に呼吸が止まることは、コーラを密栓してしまうことになります。つまり、$CO_2$が排出されないために、コーラはレモンの酸の分だけさらに酸性に傾くことになります。逆に気の抜けたコーラが甘いジュースになってしまうのは、酸が$CO_2$になって消失することが要因です。

> **Point⑤　重要　体内の酸はおもに$CO_2$である！**
> **$CO_2$には接頭語を付けて「酸である$CO_2$」として考える**

### ❸ 酸・アルカリ平衡でなく酸・塩基平衡なのはなぜ？

　小学生の頃、「酸性」の溶液を中和するものは「アルカリ性」の溶液と習いました。しかし私たちは、体の中の酸の処理反応を「酸−アルカリ平衡」とはいわずに、「酸−塩基平衡」といいます。すなわち、生体の中でおもに酸を処理する物質は水酸化ナトリウムのような強いアルカリ性の物質ではなく、塩基と呼ばれる〔$HCO_3^-$〕だからなのです。

> **Point⑥　重要　体内で酸を中和するものは$HCO_3^-$である！**
> **$HCO_3^-$に接頭語を付けて、「酸を中和する$HCO_3^-$」として考える**

---

**サイエンスボックス　酸素は酸の素ではありません！**

　酸は酸素からできると誤解している人が少なくありません。例えば、「酸素」から「素」というものが外れたら「酸」になる、あるいは、「酸素」は「酸」のもとの物質であるという間違った考え方です。これらは、「酸」という同じ漢字が用いられるための勘違いです。酸素がそのまま酸になることは決してありません。酸性・アルカリ性の程度を表すpHは以下の式で求められますが、ここには酸素はまったく関与していません。

$$pH = \log \frac{1}{〔H^+〕}$$ （この式は特に必要ではありません）

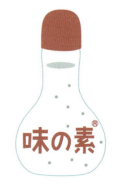

英語では酸素$O_2$は「Oxygen：オキシゲン」で、酸として働く水素イオン〔$H^+$〕は「Hydrogen：ハイドロゲン、もしくはProton：プロトン」であり、まったく別ものです。酸素は酸化（燃焼）する素「酸化の素」と考えるべきです。

ところで、日本語の「酸素」は、ドイツ語の酸素 "Sauerstoff" が語源で、"Sauerf" は酸、"Stoff" は物質を意味し、文字通り「酸の物質」です。糖が酸素によって燃焼すると、体内の酸である$CO_2$が産生されるので、ドイツ語的な考え方もあながち間違いともいえないところがあります。ただし、酸素がそのまま「酸」として働くわけではありません。

## ❹ 塩基ってなに？

昔、塩基は酸を中和する物質と定義され、その頃から生理学では塩基という言葉が使われ、現在に至っています。体内で酸を中和（正確には緩衝）する最大の物質は$HCO_3^-$です。この$HCO_3^-$は重炭酸イオン（Bicarbonate：バイカーボネイト）と呼ばれる物質です。多くの場合、単に塩基といえば生体内では$HCO_3^-$重炭酸イオンを指します。

簡単な化学の復習です。塩基の話の前に、まず塩（えん）というものを理解しましょう。塩とは食塩NaClのように、安定な化合物になった状態の物質を指します。そこで、体内の酸である〔$H^+$〕が中和されて安定な塩になるという反応を、もう少し詳しくみてみましょう。

> **Point⑦**
>
> 〔$H^+$〕＋〔$HCO_3^-$〕⇔ $H_2CO_3$ ⇔ $H_2O$ ＋ $CO_2$ …… 〔2式〕
> 「酸」　　　「塩基」　　　「塩」
> 　　　　（塩のもと）

という化学反応式になります。〔1式〕になかった$H_2CO_3$というものが式の間に出てきましたが、実はこれが塩なのです。$H_2CO_3$は生体内ではすぐに〔$H^+$〕と〔$HCO_3^-$〕になって分かれてしまいますが、$H_2CO_3$が塩に当たる重炭酸塩と呼ばれる物質です。つまり、〔$HCO_3^-$〕は酸〔$H^+$〕を中和して、安定な塩を作るための基（もと）という意味で「塩基（塩のもと）」と呼ばれるのです。とっても簡単な話です。

$H_2CO_3$という物質はこの反応式のなかにでてくるだけで、この式を覚える必要はありません。ただし、〔1式〕はしっかり記憶してください。

〔$HCO_3^-$〕は英語ではBase（基礎、野球のベースという意味）なので、酸塩基平衡

は英語ではAcid‐Base balanceとなります。

> **Point⑧** 〔基礎〕
>
> ① 塩基は酸を中和する物質
> ② 体内で最も主要な塩基はHCO₃⁻（重炭酸イオン）
> ③ したがって、HCO₃⁻は単に塩基とも呼ばれる

## ❺ BE（Base Excess：ベース・エクセス）ってなに？

　BEはBase Excessの略です。Excessは「過剰」という意味なので、無理矢理に日本語にすると「塩基過剰」となります。すなわち、BEは塩基である〔HCO₃⁻〕が正常値からどれだけ過剰になっているのかを示す指標に過ぎません。正常値より多い場合は「＋」、正常値より少ない場合を「－」と表示すると定められています。

　そこで、簡単なBEの計算問題をしてみましょう。〔HCO₃⁻〕の正常値には幅があり、$24 \pm 2$ mmol/Lですが、ここでは単純化するために〔HCO₃⁻〕の正常値を24mmol/Lとします。

### ❓問題 1　BEは？

❶〔HCO₃⁻〕：20 mmol/L　BE：? mmol/L

❷〔HCO₃⁻〕：28 mmol/L　BE：? mmol/L

❸〔HCO₃⁻〕：24 mmol/L　BE：? mmol/L

### 解答・解説

　　　単純に考えると❶は、BE－4 mmol/L、❷は、BE＋4 mmol/L、❸は、±0 mmol/Lということになります（ちょっとアドバンス139ページ参照）。

> **Point⑨** 〔基礎〕 **BEは塩基〔HCO₃⁻〕の過不足を表現する！**
>
> 〔HCO₃⁻〕の正常値（21〜25 mmol/L）より過剰は「＋」、不足は「－」。
> BEの正常値：－2〜＋2 mmol/L

> **ちょっとアドバンス**

### 実際のBEのデータでは、$HCO_3^-$の過不足になっていないことがある！

　前記の問題の解答は間違いではないのですが、実際の血液ガスデータをみると、BEは問題のように単に正常値からの偏位量を表現しているとは限りません。その理由は、BEには「$PaCO_2$が正常値40mmHgのとき」という条件があるからです。

　その理由は、BEは「pHを7.4にするために必要な塩基の量」と定義されるからです。次項で詳しく述べますが、酸塩基平衡は「酸である$CO_2$」と「酸を中和する$HCO_3^-$」のバランス（平衡）をみているので、両者は互いに連動して動くことになります。例えば、シーソーに乗っている人のうち、片方の人の体重が重いのか？　軽いのか？を考えるとき、もう片方の人の体重を一定にしないと、比較できないのと同じです。つまり、$HCO_3^-$の過不足を考える場合は、$CO_2$の値を固定して考えようという発想です。したがって、もし$PaCO_2$が正常の40mmHgからズレている場合には、$PaCO_2$が40mmHgに是正されたとしてBEが計算されます。そのために〔$HCO_3^-$〕も計算上で補正が行われ、単純な〔$HCO_3^-$〕の過不足計算とは一致しないという現象が起きます。

　逆に$PaCO_2$が40mmHgならば、前記の問題のように単純な過不足計算でBEを求めることができます。ぜひ、$PaCO_2$が40mmHg付近にある患者のBEをみてください。きっとあなたの計算とぴったり合っているはずです。

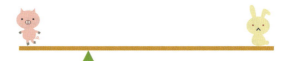

　「ブタ」と「ウサギ」がシーソーのバランスを取っています。いま、「ウサギ」に着目した場合、ウサギの正常値は1羽です。上図ではウサギの数に過不足はないので、この状態を「ウサギBE」が±0とします。

　さて、下図のように「ウサギ」が2羽になると、「ウサギ」の側が下がります。バランスを取っている状態に戻すにはウサギが1羽多いことになり、この状態は「ウサギBE」が＋1ということになります。

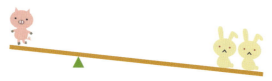

　ところが、両側に「ブタ」と「ウサギ」が増えて、上図と同じ傾きになっていると

します。すると、単純計算では「ウサギBE」は＋3になってしまいます。そこで、「ウサギ」の過不足を考える場合は、「ブタ」は1頭で計算することにしようと決めて、計算しなおすと、「ブタ」1頭、「ウサギ」2羽で、「ウサギBE」は＋1ということになります。

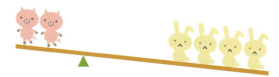

　BEが、単純計算とは異なる理屈と同じです。そして、「ブタ」が1頭ならば、「ウサギBE」は、必ずウサギの過不足と同じになります。

## ❻「pH」ってなに？

　pHは酸である水素イオン〔H⁺〕の濃度の尺度です。「pHには単位がない」ことをしっかり記憶してください。化学的には下記の式で表されます。

$$pH = \log \frac{1}{[H^+]}$$

　ただし、生体の酸塩基平衡を解釈するのに、この対数式で解く必要はありません。算数で考えて解けます。すなわち、分数部分だけに着目してください。

> **Point⑩　基礎**
> **分母にある酸〔H⁺〕の濃度が増えて酸性に傾くとpHは低下し、**
> **分母にある酸〔H⁺〕の濃度が減ってアルカリ性に傾くとpHは上昇する。**

をしっかりと理解してください。つまり、アシドーシス（Acidosis）では体内の酸が増えて酸性に傾き、pHは小さくなり、逆にアルカローシス（Alkalosis）では体内の酸が減ってpHは大きくなります。

　化学的に中性は、pHの中央値である7.0が中性ですが、人間の生体ではpHの中央値（正常値）は少しだけアルカリ側にあり、7.35～7.45が中性ということになっています。例えば、pH 7.25の血液は酸性であり（Acidemia：酸性血）、pH 7.55の血液はアルカローシス（Alkalemia：アルカリ性血）になります。

**Point⑪** 基礎の基礎  pH正常値：7.35 〜 7.45（単位なし）

**アシドーシス　（Acidosis）ではpHは、小さくなる！**
**アルカローシス（Alkalosis）ではpHは、大きくなる！**

### ちょっとアドバンス

なぜ、中性が中途半端な7.0なの？

なぜ、酸性側は0.0台やマイナスはないの？

なぜ、アルカリ側は14までなの？　その上はあるの？

　この疑問に答えるには、「水溶液」の特性を理解する必要があります。水$H_2O$の大部分は、酸素と水素が結合したままの$H_2O$のかたちで水溶液の中に存在します。ほぼすべてが$H_2O$のかたちですが、ほんの一部だけが〔$H^+$〕（水素イオン：酸）と〔$OH^-$〕（水酸化イオン：塩基）に分かれて存在します。イオンに分かれて存在するということは、塩（しお）$NaCl$を水に溶かして食塩水にすると、水溶液中では$Na^+$（ナトリウムイオン）と$Cl^-$（クロールイオン）に分かれて存在するのと同じことです。水の場合は、イオン化する〔$H^+$〕、〔$OH^-$〕は極めて少ない量です。そして、水は中性なので両者は同じ量になります。その数は以下の通りです。

$$〔H^+〕= 〔OH^-〕= 1.0 \times 10^{-7} mol/L$$

　ここに「7」という数字が出てきましたね。

　次に、酸性に傾くということは、酸そのものである〔$H^+$〕が増えることですが、大部分が$H_2O$のかたちで存在する水溶液中では、〔$H^+$〕と〔$OH^-$〕のそれぞれは一定以上には増えることができないという性質（化学の法則）があります。すなわち、両者の関係は次のように規定され、化学の教科書には必ず「水のイオン積」として載っています。要は片方が増れば、片方が減るという以下の関係になります。

$$〔H^+〕\times 〔OH^-〕= 1.0 \times 10^{-14} (mol/L)^2$$

第**4**章

酸と塩基　酸塩基平衡

**3** 緩衝を理解しよう！

つまり、水溶液中の〔H⁺〕イオン濃度は最大で1 mol/Lならば、同時に水溶液中に存在する〔OH⁻〕イオン濃度は$10^{-14}$mol/Lということになります。つまり、この状態が最も酸性の強い水溶液の状態になります。

実際に水素イオン濃度〔H⁺〕で酸性・アルカリ性を表現すると、10のマイナス何乗という話になって混乱するので、これを常用対数を用いて、1から14までの数字に表現したものがpHです。したがって、中性は7.0で酸性は1～7まで、アルカリ性は7～14までになります。

例えば、pH＝1は、水溶液中の〔H⁺〕イオン濃度は許容できる最大濃度の1 mol/Lであり、同時に存在する〔OH⁻〕イオン濃度は最小の$10^{-14}$mol/Lということを表しています。したがって、

pHには、1以下の0.8、−2などの数字は存在しません。
また、14以上の14.8や16なども存在しません。

### ❼ 酸塩基平衡の式はこれでOK！

ポイントの①と②にあるように、体内の酸は$CO_2$であり、これを中和するものは塩基$HCO_3^-$です。つまり、酸塩基平衡は次式のバランスでほぼ決まります。

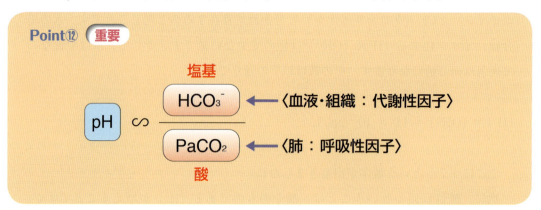

**Point⑫ 重要**

$$pH \propto \frac{HCO_3^- \,\langle 血液・組織：代謝性因子 \rangle}{PaCO_2 \,\langle 肺：呼吸性因子 \rangle}$$

（塩基／酸）

酸である$CO_2$が分母に、酸を中和する$HCO_3^-$が分子にあり、この比がpHの変化に比例（∝）します。$CO_2$は肺から呼吸で排出されることで調節されるために、呼吸性の因子と呼ばれます。一方、$HCO_3^-$は血液や組織・腎の影響を強く反映するので、代謝性因子と呼ばれます。このため、$CO_2$が原因でpHが変化するアシドーシスとアルカローシスを呼吸性アシドーシス、呼吸性アルカローシスといい、$HCO_3^-$が変化するアシドーシスとアルカローシスを代謝性アシドーシス、代謝性アルカローシスといいます。要は、酸塩基平衡は基本的に次の4種類しかないのです。上の式の分母・分子の比で

考えてもよいのですが、この式は確認のために補足的に使用する方が混乱は少なく、ポイント⑤、⑥を使って考えてください。

> **Point⑬**
>
> 1.「酸であるCO₂」が増えると、酸が増えるのでアシドーシス。
>   原因は、CO₂なので呼吸性アシドーシス。
>   （確認！　分母が大きくなり、pHは小さくなる ⇒ OK）
>
> 2.「酸であるCO₂」が減ると、酸が減るのでアルカローシス。
>   原因は、CO₂なので呼吸性アルカローシス。
>   （確認！　分母が小さくなり、pHは大きくなる ⇒ OK）
>
> 3.「酸を中和するHCO₃⁻」が増えると、相対的に酸が減るのでアルカローシス。
>   原因は、HCO₃⁻が増えているので代謝性アルカローシス。
>   （確認！　分子が大きくなり、pHも大きくなる ⇒ OK）
>
> 4.「酸を中和するHCO₃⁻」が減ると、相対的に酸が増えるのでアシドーシス。
>   原因は、HCO₃⁻が減っているので代謝性アシドーシス。
>   （確認！　分子が小さくなり、pHも小さくなる ⇒ OK）

**問題2**　次の変化は、代謝性アシドーシス、代謝性アルカローシス、呼吸性アシドーシス、呼吸性アルカローシスのいずれに適合するか？（答えはポイント⑬参照）

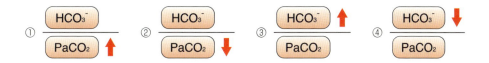

## ❽ 初心者にヘンダーソン・ハッセルバルヒの式は不要！

Henderson - Hasselbalchの式

　この式は酸塩基平衡の重要な公式ですが、この式を見るだけで、アレルギー性ショックを起こす人がたくさんいます。そこで提言します。全体が理解できるまでは、この式のことは忘れてください。実際に日常の臨床では、この式を使うことはほとん

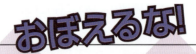

ないのです（ホントに）。

### ❾ 酸と塩基のバランス

「酸である$CO_2$」と「酸を中和する$HCO_3^-$」のバランス（平衡）が文字通り酸塩基平衡です。図３のように酸と塩基がちょうどバランスよく釣り合った状態がpH7.4であり、したがってpHの正常値は7.4です。そのとき「酸である$CO_2$」と「酸を中和する$HCO_3^-$」の両者は、１：20で釣り合っています。なぜ１：20なのですか？　という質問がときどきあるのですが、これは「空が青い」のと同じで、生体の現象として覚えてください。みなさんが１：20という数字を使うことはありませんが、図３のイメージはしっかり理解してください。

> **Point⑭　基礎**
>
> 「酸である$CO_2$」と「酸を中和する$HCO_3^-$」は１：20で釣り合う（正常）。その状態のpHが7.4

**詳説**

酸である$CO_2$は動脈血二酸化炭素分圧（$PaCO_2$）で、その単位はmmHgであり、圧力の単位です。一方、$HCO_3^-$の単位はmmol/Lで濃度の単位です。したがって、そのままでは両者を比較できません。そこで、少しだけHenderson-Hasselbalchの式の知識を借りて、$PaCO_2$ 40mmHgに0.03を掛けると単位をmmol/Lに変換することができ

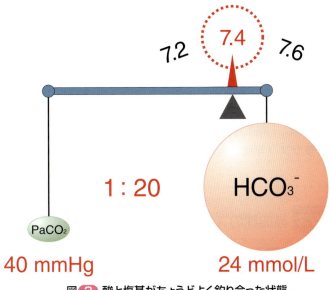

図❸ 酸と塩基がちょうどよく釣り合った状態

ます。すると、40mmHg × 0.03 = 1.2mmol/Lになり、その比は 1.2：24 = 1：20で、納得できるものになります。

### ⓾ $PaCO_2$ が2倍になったら、$HCO_3^-$ も2倍になるの？

図3の天秤は$PaCO_2$が40mmHgで、$HCO_3^-$が24mmol/Lで釣り合っていますが、いま$PaCO_2$が2倍になったら$HCO_3^-$も2倍になるのでしょうか？

実は2倍にはなりません。そこで、酸と塩基の関係をいま一度見直してみましょう。

酸と塩基は、「阪神」対「巨人」、「敵と味方」のように対峙する関係ではありません。どちらかというとシーソーゲームのような関係であり、バランスをとるように動く関係です。ですから、酸塩基「平衡」なのです。英語でも文字通りAcid-base balanceです。つまり、片方が重くなれば、もう片方へ移動する関係で、バランスが崩れ始めると、「酸である$CO_2$」は一瞬にして「酸を中和する$HCO_3^-$」に変身し、また、逆もアッという間に変身することが可能です。

したがって、血液中に酸である$CO_2$が増加すると、前出の〔1式〕は、

$$[H^+] + [HCO_3^-] \Leftarrow H_2O + CO_2 \quad \cdots\cdots 〔1式〕$$

右辺から左辺に動いて、あっという間に$CO_2$は$HCO_3^-$に化けるのです。これによっ

て酸を中和するHCO₃⁻を増やす方向でCO₂との釣り合い（バランス）を維持するように働きます。これが緩衝という現象です。つまり、シーソーの片方が下がると、下がった方に乗った人が反対の上がった方に移動するのと同じです。

> **Point⑮　基礎**
>
> 「酸であるCO₂」と「酸を中和するHCO₃⁻」は同じ緩衝系の仲間で、一瞬にして姿を変えて、バランス（平衡）を図る

### サイエンスボックス　赤血球のスゴサ！

　酸であるCO₂が酸を中和するHCO₃⁻に変身する反応〔1式〕は、試験管の中で行うと約40秒も時間がかかります。しかし、そんなに時間がかかると血液は緩衝機能を発揮したい組織や肺を通過してしまいます。ところが赤血球を介すると、この反応はわずか0.4秒で右から左、左から右へとあっという間に移動して変身してしまいます（スゴイ！）。

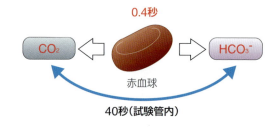

## ⓫ 赤血球は最大の緩衝臓器

　さて、〔1式〕が右から左に動いて酸を中和するHCO₃⁻ができても、同時に本家本元の酸〔H⁺〕も増えてしまうという疑問が生まれます。しかし、ここにも赤血球の素晴らしい機能が存在します。

　図4は、末梢の毛細血管の中の様子を模式的に表しています。末梢では赤血球のHb（ヘモグロビン）からO₂が放出されます。同時に酸であるCO₂が末梢組織から拡散してきて赤血球内に入ると、わずか0.4秒で〔1式〕が左に動くかたちで〔H⁺〕と〔HCO₃⁻〕に姿を変えます。そして、酸そのものである〔H⁺〕はHbのO₂が外れたところに固定されて、酸は中和されてしまい、その結果〔H⁺〕は赤血球の外に遊離することはありません。このようにして組織でできた酸は赤血球に固定されて、血液に乗って肺に運ばれていきます。そして、肺ではこの逆の反応が起きます。

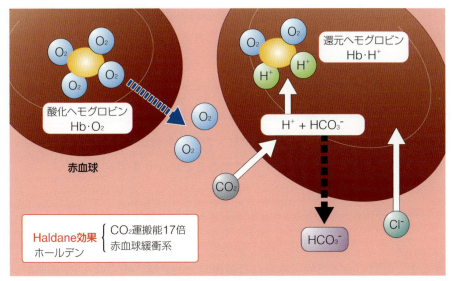

図4 毛細血管中の模式図

さらに生体の緩衝機能は、それだけに止まりません。そこでできた〔$HCO_3^-$〕は赤血球の外に出て、酸を中和する物質として血液中でもう一度、緩衝機能を果たすことになります。

> **Point⑯** 基礎
> 赤血球は、「酸である$CO_2$」の重要な運搬臓器であるとともに、体内最大の酸の緩衝臓器でもある！

詳説

赤血球の酸素運搬能力は非常に有名で、小学生にも知名度が高いのですが、「酸である$CO_2$」を運搬する能力と酸塩基緩衝機能を有する重要な臓器であるという認識はなぜか低く、医療従事者に知名度が低いという事実は残念に思います。

ヘモグロビンの水素イオン緩衝能は非常に巨大です。前の解説ではヘモグロビンの酸素$O_2$の外れた部分に水素イオン〔$H^+$〕が固定されると述べましたが、$O_2$が付いている状態であっても、ヘモグロビンは水素イオン〔$H^+$〕を結合して重炭酸イオン〔$HCO_3^-$〕を放出します。例えば、高圧酸素下なら混合静脈血も酸素飽和度が100％近くになりますが、酸素がすでに結合している状態であっても、ヘモグロビンは水素イオンを結合することができるのです。

$CO_2$の運搬能力は、赤血球の存在下では血漿だけのときに比べて約17倍に増加する

といわれ、さらにその副次的な効果として酸の緩衝能力も高めるという利点も合わせ持つのです。これを**ホールデン効果**（Haldane効果）といいます。素晴らしい！

### ⑫ 酸素解離曲線がS字に曲がる理由は？

酸塩基平衡の中心的な役割を果たすホールデン効果は、赤血球とヘモグロビンに深くかかわっています。そして、ヘモグロビンの特性を表現する酸素解離曲線は、酸塩基平衡の存在によってS字に曲がり、右に走ることになります。

> **質問** 酸素解離曲線のS字を本書のどこかで見た覚えはないでしょうか？

そうです、弱酸の滴定実験にみられた緩衝のラインは直線でなくS字に曲がっていました。酸素解離曲線が直線ではなくS字曲線である理由は、まさに酸塩基平衡が関与しているからです。

緩衝機能を低くするため、実験的に血液の二酸化炭素分圧（$PCO_2$）を低くすると、酸素解離曲線はどんどんと左側に偏移します。すると、酸素分圧（$PO_2$）が静脈血から動脈血の範囲（40～100mmHg）の酸素解離曲線は、曲線ではなく直線に近くなります（図5）。

何を申し上げたいのかというと、赤血球・血漿の持つ緩衝機能があって初めて酸素解離曲線はS字になり、S字スーパーマンの役割を果たせるようになるのです。この生理機能の素晴らしさを、ぜひ多くの方に知っていただきたいものです。

> **質問** 酸素解離曲線を「右に走らせる」状態は何でしたか？

答えは、体温上昇、アシドーシス、2,3-DPGの上昇などでした。これらは組織において「酸である$CO_2$」が多く産生される状況と言い換えることができます。組織で産生される多くの酸をヘモグロビンで処理して運搬するには、ヘモグロビンから酸素（$O_2$）をできるだけ降ろして、ヘモグロビンに多くの酸を乗せて肺へ運ぶ必要が生じます。そのために酸素解離曲線は右に移動するのです。発見者の名前を冠した「ボーア効果」とは、二酸化炭素分圧を上げていくと酸素解離曲線が右に移動する現象のことで、簡単にいうと「右に走る」効果といえます。

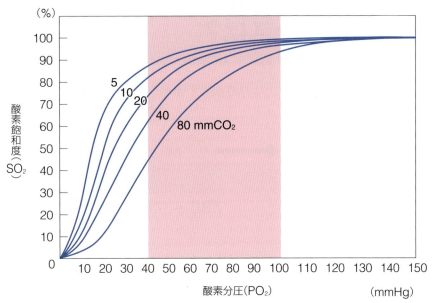

イヌの血液による研究：図中の数値はPCO₂を表し、PCO₂上昇による酸素解離曲線の右方移動を示している。「諏訪先生の血液ガス博物館」より一部引用改変
http://www.acute-care.jp/document/bloodgas-museum/bohre309.html

**図5　1903年に発表されたボーア効果**

# 4 アシドーシスはなぜ悪い？ アルカローシスは？

pHの正常値は7.35～7.45です。この範囲以下がアシドーシス、以上がアルカローシスとされます。

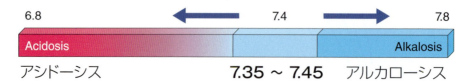

質問　次のpHは、アシドーシスですか？　アルカローシスですか？　正常範囲ですか？

①　pH　7.128
②　pH　7.567
③　pH　6.988
④　pH　7.412

答はアシドーシス：①③、アルカローシス：②、正常範囲：④です。
では、次に正常範囲を逸脱した場合を考えてみましょう。

## ❶ アシドーシス

アシドーシスが存在すると、至るところで細胞機能の低下が起きるためにさまざまな所見が現れます。おもなものを以下にあげます。

・不整脈が出て、心収縮力が低下する
・交感神経が緊張する（53ページ参照）
・自律神経機能が機能不全を起こす
・薬の反応が悪くなる（昇圧薬の昇圧効果が悪くなる）
・その他にもさまざまな所見がある

では、pHがどの程度に低下すると危険なのでしょうか？ 個々の患者の病態で危険度は異なりますが、大まかな目安を以下に示します。

**Point⑰** **重要**

| pH | ≦ | **7.3** | おかしい |
| | ≦ | **7.2** | **やばい** |
| | ≦ | **7.1** | **急げ！** |
| | ≦ | **7.0** | **もう、あかん** |

つまり、

**pHが、7.3以下になると**：直ちに危険はないものの、なにか「おかしい」ことが進行していると考えて原因を検索しなければなりません。

**pHが、7.2以下になると**：なにか危険な状態が差し迫りつつあり、「やばい」ととらえて対応を開始する必要が生じていると考えてください。

**pHが、7.1以下になると**：「急いで」救急カートや気管挿管を準備して、すぐにアシドーシスの補正などの適切な対応を開始してください。

**pHが、7.0以下になると**：致死的状態が目の前に迫り、次の一手が功を奏さなければ、「もうあかん」という状態であると考えてください。

## ② アルカローシスは危険？

膨大な酸が常に産生される体内で、酸を中和する塩基$HCO_3^-$が酸より相対的に多くなるのは、実はとても奇妙なことなのです。したがって、アルカローシスが存在する場合、その背景でとんでもないことが起こっているはずであると考えます。例えば、異常興奮、嘔吐、脱水、不適当な薬物使用などが代表的な例です。臨床的には、利尿薬を長期服用している患者には代謝性アルカローシスがよく認められます。

アルカローシスといっても、体内に蛋白変性するような強アルカリが生じることはなく、pHはほとんどが8.0未満です。

アルカローシスは、急に起こる場合（急性アルカローシス）と慢性的に存在している場合（慢性アルカローシス）で症状が異なります。

急性にアルカローシスが発症する場合、おもな症状は末梢血管収縮（ただし肺血管

第**4**章

酸と塩基 酸塩基平衡

**4** アシドーシスはなぜ悪い？ アルカローシスは？

151

は拡張）によるものです。急性に発症すると脳血管・冠動脈が収縮して意識障害や不整脈・心機能低下が起きます。

一方、慢性的なアルカローシスでは、血管収縮による症状は明らかでないことが多いうえに、アルカローシスの原因が電解質異常に起因していることが多く、電解質異常による症状が重複してきます。その機序は複雑なことが多く、評価が難しいことが少なくありません。

> **Point⑱** 重要
>
> 　アルカローシスの主症状は、末梢血管収縮と電解質異常による症状。アルカローシスを引き起こしている背景にある病態に注意せよ！

**問題3** アシドーシスか？　アルカローシスか？　を述べどのような状態か簡潔に説明してください。

❶ pH　7.128
❷ pH　7.067
❸ pH　6.988
❹ pH　7.212
❺ pH　7.687（急性）
❻ pH　7.366
❼ pH　7.565（慢性）

### 解答・解説

❶ アシドーシス　　→　やばい
❷ アシドーシス　　→　急げ！
❸ アシドーシス　　→　もう、あかん
❹ アシドーシス　　→　おかしい
❺ アルカローシス　→　末梢血管収縮症状に注意！
❻ 正常範囲　　　　　正常範囲　→　経過観察
❼ アルカローシス　→　電解質異常の背景因子に注意

152

> **コラム** **アルカリはアラビア語**
>
> アルカリalkaliという言葉の語源はアラビア語です。アラビア語で al−は定冠詞、−kaliは植物の灰を意味し、植物を燃やした灰の浸出液を「アルカリ」といっていたようです。灰の浸出液には塩基〔$OH^-$〕を有するものが多く、アルカリの語源になったそうです。

第4章

酸と塩基 酸塩基平衡

**4** アシドーシスはなぜ悪い？ アルカローシスは？

第**5**章

# 酸塩基平衡がすぐにわかる！
### 尾﨑式　酸塩基平衡学習法

　ここでは、酸塩基平衡の結論を得るための解法を修得します。酸塩基平衡が大嫌いという方のために「銭勘定」でわかりやすくたとえています。しかし、ある程度理解されている方には、面倒くさい考え方とお感じになると思います。その場合は「銭勘定」の比喩は「スルー」してください。

# 1 血液ガスデータ

血液ガスデータは一般的に右図のような縦長の用紙に、いろいろな項目が記載されています。これらの中で、酸塩基平衡を解釈するために**必要な項目**はたったの3つだけです。それはpHとPaCO$_2$、HCO$_3^-$です。BEはHCO$_3^-$の過不足を表すので、補助的な項目です。

| | |
|---|---|
| ID 123123123 | |
| オザキ　コウヘイ | |
| *Kobe Century Memorial Hospital* | |
| pH | 7.400 |
| PaCO$_2$ | 40.0 mmHg |
| PaO$_2$ | 90.0 mmHg |
| SaO$_2$ | 98.0 % |
| HCO$_3^-$ | 24.0 mmol/L |
| ABE | +0.0 mmol/L |
| SBE | +0.0 mmol/L |
| TCO$_2$ | 25.2 mmol/L |

---

**Point①**

酸塩基平衡の解釈に必要な項目：3つだけ

$$pH$$
$$PaCO_2$$
$$HCO_3^-$$

（BEはHCO$_3^-$の補助的な項目）

---

これら3つを抑えるだけで、酸塩基平衡の基礎はほとんど理解できます。

## ❶ まず、3つの項目の単位を記憶する！

① pHには単位を付けません。

② 動脈血二酸化炭素分圧（PaCO$_2$）は圧力なので、単位は mmHg です。

③ HCO$_3^-$はイオンなので、単位は濃度単位です。単位は mmol/L もしくは mEq/L で記載します。2つの単位の、臨床的な意味は同じです。

## ❷ 正常値を把握する！

まず、正常値を把握しておかなければはじまりません。以下の正常値とその単位をしっかり頭に叩き込んでください。なお、本章では理解しやすく単純化するために便宜上、正常値は表1の右の値にということに決めます。

156

表 **1** 正常値

| | 正常値の範囲 | 単位 | （本章における正常値） |
|---|---|---|---|
| pH | 7.35 ～ 7.45 | 単位なし | **7.4** |
| $PaCO_2$ | 35 ～ 45 | mmHg | **40** mmHg |
| $HCO_3^-$ | 21 ～ 25 | mmol/L | **24** mmol/L |
| BE | +2 ～ -2 | mmol/L | **±0** mmol/L |

**ちょっとアドバンス①**

### total $CO_2$（トータル・シーオーツー）

　血液ガスのデータに「$TCO_2$」とあるのは「total $CO_2$」の略です。まったく同じものですが「$H_2CO_3$」と表示されることもあります。これらは図1に示すように、酸塩基平衡にかかわる緩衝系の総和（total）を意味します。

　「酸である$CO_2$」と「酸を中和する$HCO_3^-$」のいずれかに過不足が生じた場合、両者は1：20のバランスを保つようにお互いに姿を変えて入れ替わり、pHを正常の7.4に維持しようと平衡をとります。したがって、両者は同じシーソーの上にいる仲間（兄弟）のようなもので、$TCO_2$はバランスを維持している一門がどれくらいの人数か（総量）を知るための指標です。例えば、シーソーが水平でバランスが取れていても、バランスが1人と1人で取れているのか、3人と3人でバランスを取っているのかをみる必要があります。前者ならトータル2人でバランスを取っているといい、後者ならトータル6人でバランスを取っているといいます。同様に、total $CO_2$は下の式の緩衝系の総量を表す指標です。

$$CO_2 + H_2O \iff H_2CO_3 \iff H^+ + HCO_3^-$$

　したがってtotal $CO_2$は緩衝系の総量が変化していることを疑うときに、検討するデータです。例えば、慢性呼吸不全で$PaCO_2$が上昇しているとき、酸を中和する$HCO_3^-$も増加して酸塩基平衡のバランスを取っているのかどうかを、total $CO_2$は評価してくれます。

第**5**章

酸塩基平衡がすぐにわかる！　尾崎式　酸塩基平衡学習法

**1** 血液ガスデータ

■TCO₂の正常値

CO₂とHCO₃⁻が1：20であるという関係（図1）から、TCO₂の正常値はHCO₃⁻の値より少しだけ大きい数字、すなわち、HCO₃⁻の値の1/20だけ大きい数字になります。本書における正常値をもとに計算するならば、

$$24 + (24 \times 1/20) = 25.2 \text{ mmol/L}$$

になります。

> **Point②**　基礎
>
> total CO₂：正常値 23 〜 27 mmol/L

個人的には「トータル緩衝系」という名前の方がわかりやすいと思いますが、ここには化学者の発想があります。二酸化炭素（CO₂）を水に溶かしていくと、「分子として溶けている部分：PaCO₂に比例する部分」と「イオンになっている部分：HCO₃⁻に比例する部分」の2つができるので、2つを合わせてトータルTCO₂といっているのです。単にそれだけの意味です。

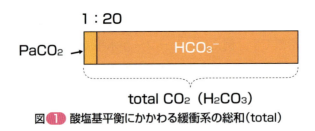

図1 酸塩基平衡にかかわる緩衝系の総和（total）

> **ちょっとアドバンス②**

詳説

ABEとSBE（少し高度です！　悩む方は要点を覚えてください）

BEが2つもあって、どちらをみるべきかと悩む方は多いと思います。その場合、通常はABEをみてください（表2）。

BEは酸を中和するHCO₃⁻の過不足を示す指標といいました。その増減は代謝性の変化を表現します。しかし、酸であるCO₂が増えると、同時に少しだけ酸を中和する

表❷ ベースエクセス（BE）

| ABE : actual base excess | 普通のベースエクセス（BE） |
|---|---|
| SBE : standard base excess | 補正されたベースエクセス（BE） |

（英語の意味は、actual：実際の、standard：標準の）

$HCO_3^-$ も増加します。その結果、酸塩基平衡のバランスが取れている場合（pHがほぼ正常）であってもBEは正常からプラス側に逸脱していることになります。さらに、BE（ABE）は $PaCO_2$ が40mmHgに正常化したとして計算される値なので（第4章139ページ「ちょっとアドバンス」参照）、$PaCO_2$ が大きく正常から外れている場合には、ABEは過剰に補正を受けることになります。

特に $PaCO_2$ が高い場合には、ABEは負のBEを過大評価する傾向があります。したがって、呼吸性アシドーシスが著しい場合にはSBEを評価することで、BEの変化をより正しく評価できるようになります。

**Point③**

$PaCO_2$ が40 mmHg付近では、ABEもSBEもほぼ同じ値になる！ SBEは $PaCO_2$ が大きく正常値を逸脱している場合に参考にする！（特に呼吸性アシドーシスの場合）

第5章 酸塩基平衡がすぐにわかる！ 尾﨑式 酸塩基平衡学習法

1 血液ガスデータ

# 2 尾﨑式：酸塩基平衡の学習法

## ① 酸塩基平衡は収支報告書と同じ

酸塩基平衡の学習を途中でとん挫した方は少なくないと思います。酸塩基平衡が苦手という呼吸リハビリのスタッフを相手に生理学の本を参考に講義をした経験があります。すると、聴講したリハビリのスタッフに30％しか理解できなかったといわれた苦い経験があります。

そこで、もっとわかりやすくするために、酸塩基平衡を銭勘定に置き換えて話をすると、理解が早いことに気づき驚きました。そして、関西人だと特に理解が早く、さすが難波の商人の血をひく関西人だと非常に納得しました。

スケールを用いる方法や計算式に入れて答えを出す方法もありますが、銭勘定（収支報告方式）なら一生忘れません。では、まず、銭勘定をやってみましょう！

## ② 収支報告書

いま、あなたの収入が10万円で、支出が10万円だとします。その収支報告書の収支決算は±０円です。船場の商人はこの状態を「とんとん」といい、赤字も黒字もない状態です。

| 収入：10万円 | 支出：10万円 | 収支：±０円 | 決算：「とんとん」（基本型） |
|---|---|---|---|

ここからの話は、上記の収支を基本形にします。

では、収支報告の練習問題です。赤字か？　黒字か？　その内訳を述べてください。

① 収入：　８万円　支出：10万円　<u>収支　　　　</u>　<u>内訳　　　　　　　</u>

② 収入：10万円　支出：15万円　<u>収支　　　　</u>　<u>内訳　　　　　　　</u>

③ 収入：13万円　支出：10万円　<u>収支　　　　</u>　<u>内訳　　　　　　　</u>

④ 収入：10万円　支出：　７万円　<u>収支　　　　</u>　<u>内訳　　　　　　　</u>

これができない方は、日常生活で破綻を来すと思います。貯金ができない人でも、この収支の理解はできると思います。答えは簡単ですね。

① 収入： 8万円　支出：10万円　赤字　　　収入性赤字
② 収入：10万円　支出：15万円　赤字　　　支出性赤字
③ 収入：13万円　支出：10万円　黒字　　　収入性黒字
④ 収入：10万円　支出： 7万円　黒字　　　支出性黒字

この収支を図示すると図2のようになります。赤字にしても黒字にしても、その原因には収入性と支出性の両方があり、ちょうど対角線上の関係になります（図2）。

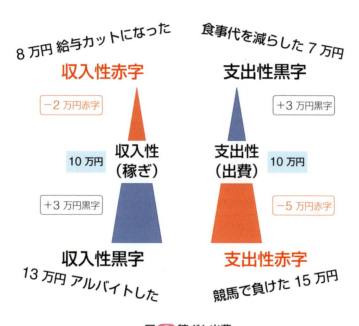

**図2　稼ぎと出費**
（なお、赤字・黒字の金額は参考に書いただけです）

実は、この関係は酸塩基平衡とまったく同じです。すなわち、収入と支出の関係は$CO_2$と$HCO_3^-$の関係とまったく同じなのです。

$$決算 \propto \frac{収入}{支出}$$

$$pH \propto \frac{[塩基]\ HCO_3^-}{PaCO_2\ [酸]} \begin{array}{l} \leftarrow \cdots\cdots <代謝性因子> \\ \leftarrow \cdots\cdots <呼吸性因子> \end{array}$$

つまり、呼気に出て行くCO₂を支出に、酸を中和するHCO₃⁻を収入に置き換えて考えてみましょう。

そこでここからの思考には前章のポインで述べたように、CO₂とHCO₃⁻には必ず接頭語である「酸である」と「酸を中和する」を付けて考えてください。そして、「酸であるCO₂」は呼吸性の因子、「酸を中和するHCO₃⁻」は代謝性の因子であったことを思い出してください。繰り返しますが、<u>必ず接頭語を付けて口に出して考えてください</u>。

**Point④　重要：合い言葉**

| 酸であるCO₂ | 呼吸性因子 |
|---|---|
| 酸を中和するHCO₃⁻ | 代謝性因子 |

まず、収支報告と同じように考えるために、図2を酸塩基平衡の図に置き換えて考えてみましょう（図3）。すると、まったく同じように考えることができます。

収支報告と同じように、酸塩基平衡は対角線の関係にあります。BEはHCO₃⁻の変化を表すので、代謝性のみの指標です。

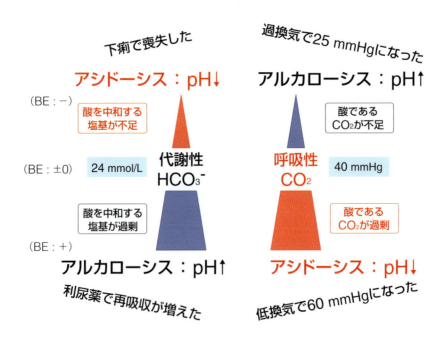

図3 収支報告と酸塩基平衡の図に置き換えたもの

ここで少し混乱する方が出てきますので、基礎となる練習問題をしましょう。

**問題 1** 次の現象は、アシドーシス側への動きか？　アルカローシス側への動きか？　そして、その動きは呼吸性の反応か？　代謝性の反応か？ きちんと「酸である$CO_2$」、「酸を中和する$HCO_3^-$」の接頭語を付けて順序立てて解答して答えよ。

**❶** $PaCO_2$ : 50 mmHg　　　**❷** $HCO_3^-$ : 18 mmol/L

**❸** $PaCO_2$ : 30 mmHg　　　**❹** $HCO_3^-$ : 30 mmol/L

### 解答・解説

**❶** 「酸である$CO_2$」は正常の40mmHgより増加しています。酸が増加するので、この反応はアシドーシス側への動きです。そして「酸である$CO_2$」が変化する動きは呼吸性の反応ということになります。

「酸である$CO_2$」が増えるのは、呼吸性アシドーシスへの動き

**❷** 「酸を中和する$HCO_3^-$」は正常の24mmol/Lより減少しているので、酸は中和されずに相対的に増加することになり、この反応はアシドーシス側への動きになります。そして「酸を中和する$HCO_3^-$」が変化する動きは代謝性の反応ということになります。

「酸を中和する$HCO_3^-$」が減るのは、代謝性アシドーシスへの動き

**❸** 「酸である$CO_2$」は正常の40mmHgより減少しています。酸が減少するので、この反応はアルカローシス側への動きです。そして「酸である$CO_2$」が変化する動きは呼吸性の反応ということになります。

「酸である$CO_2$」が減るのは、呼吸性アルカローシスへの動き

**❹** 「酸を中和する$HCO_3^-$」は正常の24mmol/Lより増加しているので、酸は中和されて相対的に減少することになり、この反応はアルカローシス側への動きになります。そして「酸を中和する$HCO_3^-$」が変化する動きは代謝性の反応ということになります。

「酸を中和する$HCO_3^-$」が増えるのは、代謝性アルカローシスへの動き

酸塩基平衡の基本的な考え方は、前記の4つに集約することができます。この部分はしっかりと理解してください。

## ❸ 酸塩基平衡の収支決算

では、実際に酸塩基平衡の収支決算を出してみましょう。そこで、銭勘定の「とんとん」の収支±0円の基本の状態（正常）から考えてみます。酸塩基平衡における基本形は以下のようになります。

| 酸を中和するHCO₃⁻ | 酸であるCO₂ | pH | 酸塩基平衡 |
|---|---|---|---|
| 24 mmol/L | 40 mmHg | 7.4 | 正常 |

次に、考える順番を収支報告書のときと同じように考えてみます。収支報告では、まず赤字か、黒字か、をみて、次に収入か、支出か、のどちらに問題があるか検討しました。まったく同じように血液ガスの3つの所見をみていきます。

まず、pHは収支決算に相当します。$CO_2$は呼気で出て行くので支出とすると、$HCO_3^-$は収入に相当します。最初にみるのは収支決算であるpH、次にその内訳をみます。順にまとめると、

---

**Point⑤** 　**基礎** ：みていく順序

**① pHをみる**

　pHが7.4より小さければ、酸塩基平衡はアシドーシス

　pHが7.4より大きければ、酸塩基平衡はアルカローシス

**② その内訳「酸であるCO₂」をみる**

　酸であるCO₂が高い　⇒　アシドーシス側への動き

　酸であるCO₂が低い　⇒　アルカローシス側への動き

**③ その内訳「酸を中和するHCO₃⁻」をみる**

　酸を中和するHCO₃⁻が少ない　⇒　アシドーシス側への動き

　酸を中和するHCO₃⁻が多い　　⇒　アルカローシス側への動き

**④ pHの変化が内訳の動きと同じであるものを探す**

　その結果が酸塩基平衡の状態（結論）です。

---

164

そして、結論を導きます。

> **Point⑥** 基礎 ：酸塩基平衡の結論
>
> **pHが低い**　酸である$CO_2$が高い　　　⇒ **呼吸性アシドーシス**
>　　　　　　　酸を中和する$HCO_3^-$が少ない　⇒ **代謝性アシドーシス**
>
> **pHが高い**　酸である$CO_2$が低い　　　⇒ **呼吸性アルカローシス**
>　　　　　　　酸を中和する$HCO_3^-$が多い　⇒ **代謝性アルカローシス**

## ❹ 例題をやってみよう！　酸塩基平衡の結論はなに？

　まず基本形を学習します。なお、以下の例題は練習用に作成した仮想データで、現実の臨床データではありません。学習用ということで、BEも単純化して24mmol/Lからの過不足で求めてみてください。

（本章だけの学習用レジメで、実際のBE値は異なります：ちょっとアドバンス139ページ参照）。

| | 収入 | 支出 | 収支 | 決算 |
|---|---|---|---|---|
| 基本形（お金） | 10万円 | 10万円 | ±0円 | 「とんとん」 |
| | 酸を中和する$HCO_3^-$ | 酸である$CO_2$ | pH | 酸塩基平衡 |
| 基本形（酸塩基平衡） | 24 mmol/L | 40 mmHg | 7.4 | 正常 |

## ❓例題 1

| $HCO_3^-$：18 mmol/L | $PaCO_2$：40 mmHg | pH：7.1 |
|---|---|---|

① まずpHをみます。pHは7.1なのでアシドーシスです。

② 次に「酸である$CO_2$」をみると40mmHgで正常です。

③ これに対して「酸を中和する$HCO_3^-$」は正常値の24mmol/Lから18mmol/Lと減っています。酸を中和するものが減ると、相対的に酸が増加するアシドーシス側への動きであるとわかります。

④ pHの式の分子にある$HCO_3^-$は小さいので、pHは小さくなる方向と考えてもよいのですが、実は前記③の方が理解しや

$$pH \propto \frac{HCO_3^-}{PaCO_2}$$

すく間違いが少ないのです。pHの式は迷ったときや確認する場合には有用です。

⑤ したがって、この「酸を中和する$HCO_3^-$」のアシドーシス側への動きは、pHの変化に合致するので、代謝性因子である「酸を中和する$HCO_3^-$」が減ったことによる**代謝性アシドーシス**と結論を導くことができます。

⑥ このときのBEは、単純計算でBE ＝ 24 － 18 ＝ 6 mmol/Lとなりますが、減少なのでBE ＝ －6です。マイナスを付けるのを忘れないように注意してください。

> なお、この問題を収支報告に置き換えてみると、
> 【収入：8万円、支出：10万円、収支：赤字、決算：収入性赤字】
> ということになり、簡単に理解できるはずです。また、BEは収入の増減に相当し、収入がマイナスなので収入不足－2万円ということになります。

##  例題2

| $HCO_3^-$ : 32 mmol/L | $PaCO_2$ : 40 mmHg | pH : 7.6 |

① まずpHをみます。pHは7.6なのでアルカローシスです。

② 次に「酸である$CO_2$」をみると40mmHgで正常です。

③ これに対して「酸を中和する$HCO_3^-$」は正常値24mmol/Lより32mmol/Lに増えています。酸を中和するものが多くなければ、相対的に酸が減ってアルカローシス側に傾く動きであるとわかります。

④ あるいは、pHの式の分子にある$HCO_3^-$が大きくなるのでpHは上がる方向と考えてもOKですが、前記③の方が理解しやすく間違いません。pHの式は迷ったときや確認する場合には有用です。

⑤ したがって、この「酸を中和する$HCO_3^-$」のアルカローシス側への動きは、pHの変化に合致するので、代謝性因子である「酸を中和する$HCO_3^-$」が増えたことによる**代謝性アルカローシス**と結論を導くことができます。

⑥ このときのBEは単純計算で、BE ＝ 32 － 24 ＝ ＋8 mmol/Lとなります。BEは8 mmol/Lとせずに＋8 mmol/Lと書きます。

なお、この問題を収支報告に置き換えてみると、

【収入：12万円、支出：10万円、収支：黒字、決算：収入性黒字】

ということになります。簡単に理解できるはずです。また、BEは収入の増減にあたり、プラスなので収入増加＋2万円になります。

## ❓ 例題3

| $HCO_3^-$：24 mmol/L | $PaCO_2$：60 mmHg | pH：7.2 |
|---|---|---|

① まずpHをみます。pHは7.2なのでアシドーシスです。

② 次に「酸である$CO_2$」をみると60mmHgで高くなっています。酸が増えるので、当然この動きはアシドーシス側への動きです。

③「酸を中和する$HCO_3^-$」は24mmol/Lで正常です。

④ あるいはpHの式の分母にある$CO_2$が大きくなるのでpHは下がる方向と考えてもよいのですが、やはり前記②の方が理解しやすく間違いが少なくなります。pHの式は迷ったときや確認する場合には有用です。

⑤「酸である$CO_2$」のアシドーシス側への動きは、pHの変化に合致するので、呼吸性因子である「酸である$CO_2$」が増えたことによる**呼吸性アシドーシス**と結論に導くことができます。

⑥ BEは、「酸を中和する$HCO_3^-$」が正常なので、単純計算ではBE＝±0 mmol/Lです。

なお、この問題を収支報告に置き換えてみると、

【収入：10万円、支出：15万円、収支：赤字、決算：支出性赤字】

ということになります。

## ❓ 例題4

| $HCO_3^-$：24 mmol/L | $PaCO_2$：25 mmHg | pH：7.6 |
|---|---|---|

① まずpHをみます。pHは7.6なのでアルカローシスです。

② 次に「酸である$CO_2$」をみると25mmHgと低くなっています。酸が減少するので、当然、この動きはアルカローシス側への動きです。

167

③「酸を中和する$HCO_3^-$」は24mmol/Lで正常です。

④ また、pHの式の分母にある$CO_2$が小さくなるのでpHは上がる方向と考えてもよいのですが、やはり前記②の方が理解しやすく間違いも少なくなります。pHの式は迷ったときや確認する場合には有用です。

⑤ この「酸である$CO_2$」のアルカローシス側への動きは、pHの変化に合致するので、呼吸性因子である「酸である$CO_2$」が減ったことによる**呼吸性アルカローシス**と結論に導くことができます。

⑥ BEは、「酸を中和する$HCO_3^-$」が正常なので、単純計算ではBEは±0mmol/Lです。

> なお、この問題を収支報告に置き換えてみると、
> 【収入：10万円、支出：7万円、収支：黒字、決算：支出性黒字】
> ということになります。

　例題3、4の$PaCO_2$が大きく正常値を逸脱しているので、BEの実際の値は単純計算の場合とは異なります。一方、例題1、2の$PaCO_2$は正常であり、ほぼ計算値通りになります（ちょっとアドバンス139ページ参照）。

　丁寧すぎるほど丁寧に説明し過ぎた感もありますが、初心者の方が迷わないように書きました。例題にあげた4つの酸塩基平衡は、すべて1つだけの因子が変化したパターンです。1つだけの因子の変化はこの4種類しかありません。

　すなわち、

| 「酸を中和する$HCO_3^-$」 | 「酸である$CO_2$」 | pH | 酸塩基平衡 |
|---|---|---|---|
| 18 mmol/L↓ | 40 mmHg | 7.1↓ | 代謝性アシドーシス |
| 32 mmol/L↑ | 40 mmHg | 7.6↑ | 代謝性アルカローシス |
| 24 mmol/L | 60 mmHg↑ | 7.2↓ | 呼吸性アシドーシス |
| 24 mmol/L | 25 mmHg↓ | 7.6↑ | 呼吸性アルカローシス |

　以上の4パターンしかありません。これは酸塩基平衡を考えるうえですべて共通する大切な基本中の基本です。

**Point⑦**　**基礎**

**1つの因子が変化する酸塩基平衡は、4つのパターンのみである！**

168

**Point⑧** 　**基礎（再）**

見る順序：pH ⇒ 内訳「酸であるCO₂」、「酸を中和するHCO₃⁻」
　　　　　 ⇒ pHと内訳が同じ変化を探す ⇒ 酸塩基平衡の結論

**問題2** 例題にならって酸塩基平衡の結論を求めよ。

❶ $HCO_3^-$　29 mmol/L　$PaCO_2$　40 mmHg　pH 7.5

❷ $HCO_3^-$　24 mmol/L　$PaCO_2$　50 mmHg　pH 7.3

❸ $HCO_3^-$　20 mmol/L　$PaCO_2$　40 mmHg　pH 7.2

❹ $HCO_3^-$　24 mmol/L　$PaCO_2$　30 mmHg　pH 7.5

**解答**

結論を述べます。途中の経過は例題を参考にしてください。

❶「酸を中和する$HCO_3^-$」が増加した代謝性アルカローシス　　BE = +5

❷「酸である$CO_2$」が増加した呼吸性アシドーシス　　　　　　BE = ±0

❸「酸を中和する$HCO_3^-$」が減少した代謝性アシドーシス　　　BE = −4

❹「酸である$CO_2$」が減少した呼吸性アルカローシス　　　　　BE = ±0

では、次に同時に 2 つの因子が動くパターンを考えてみましょう。

# 3 代償機転と混合性障害

　前節では酸塩基平衡は収支報告書と同じであるといいましたが、皆さんの家庭の収支決算では、収入もしくは支出だけに過不足があることはむしろ珍しいのではないでしょうか。また、収入が少なくなると支出を抑えて倹約に励みます。その他にも弱り目に祟り目というように収入も少なくなり支出も多くなる場面もあります。

　酸塩基平衡も収支報告と同じように、単一因子の変化だけではなく、「酸である$CO_2$」も、「酸を中和する$HCO_3^-$」も、両方とも変化することが非常に多いのです。そこでもう一度、収支報告で考えてみましょう。

## 1 代償ってなに？

　収支決算で赤字や黒字が大きくなると次のような対応が図られます。黒字が心配な人は少ないと思いますが、企業などでは税金対策として黒字を是正するのは当然の業務です（私もしてみたい！　この本が爆発的に売れれば…？）。

| 赤字のとき | 収入を増やす or 支出を減らす |
|---|---|
| 黒字のとき | 収入を減らす or 支出を増やす |

　このようなやりくりをする反応を酸塩基平衡では代償といいます。酸塩基平衡も収支報告と同じように代償を考えてみましょう。上の収支の代償は、酸塩基平衡では図4の反応に対応します。

　「酸を中和する$HCO_3^-$」の調整は主に腎臓で行われます。糸球体でろ過された$HCO_3^-$は近位尿細管でほとんどが吸収されますが、$HCO_3^-$の代償機転はこの再吸収量を調整することで行われます。つまり、「酸を中和する$HCO_3^-$」を増やす代償では再吸収量を増やし、逆に減らす代償では再吸収を抑えます。

　一方、「酸である$CO_2$」の調整の場は肺で、呼吸運動で分時換気量を調整することで行われます。「酸である$CO_2$」を増やすには分時換気量を減らし、「酸である$CO_2$」を減らすには分時換気量を増やします。

アシドーシス ：「酸を中和するHCO₃⁻」を増やす or 「酸であるCO₂」を減らす
アルカローシス：「酸を中和するHCO₃⁻」を減らす or 「酸であるCO₂」を増やす

HCO₃⁻：排出調整　　　　　CO₂：排出調整

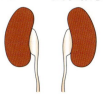 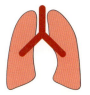

HCO₃⁻ 再吸収量を増減　　　　分時換気量を増減

HCO₃⁻↑ ⇒ 再吸収量を増やす　　CO₂↑ ⇒ 分時換気量を減らす
HCO₃⁻↓ ⇒ 再吸収量を減らす　　CO₂↓ ⇒ 分時換気量を増やす

図 4 酸塩基平衡の代償機転

**Point⑨　忘れない！**
必ず接頭語を付けて考える！

**質問1** PaCO₂が高い呼吸性アシドーシスでは、腎ではHCO₃⁻にどのような代償が起こるのでしょうか？

　急に質問されると、誰しも難しいと感じます。このような場合には、必ず接頭語である「酸である」と「酸を中和する」を付けて、次のように考えます。

1. 呼吸性アシドーシスでは「酸であるCO₂」が高い
2. 「酸を中和するHCO₃⁻」を増加させると上記アシドーシスを緩和（代償）できる
3. 「酸を中和するHCO₃⁻」を増加させるには、尿細管の再吸収を増加させる

【解答】腎ではHCO₃⁻の再吸収が増え、尿中排出が減少する

この症例において「酸である$CO_2$」を減少させることは、代償にはあたりません。問題があった結果として$CO_2$の蓄積が発生しているので、$PaCO_2$を是正することは根本的な治療となります。もう1つ例題をやってみましょう。

> **質問2** 代謝性アシドーシスでは、呼吸性代償として分時換気量にはどのような変化が認められるのでしょうか？

同様に次のように順を追って考えます。

1. 代謝性アシドーシスでは「酸を中和する$HCO_3^-$」が減少している
2. 「酸である$CO_2$」を減少させると前記アシドーシスを緩和（代償）できる
3. そのために「酸である$CO_2$」の呼気への排出 を促進させる
4. 分時換気量（1回換気量×呼吸回数）を増加させる

| 【解答】 | 1回換気量の増加、呼吸回数の増加、もしくはその両方が起こる |
|---|---|

さて、代償の問題はあと2問しかありません。これは前出の質問1、2の逆パターンで、以下の2問だけです。これで代償の基礎学習は完了です。まず解答を見ずにやってみてください。

**問題3** 呼吸性アルカローシスは、腎では$HCO_3^-$にどのような代償が起こるか？

**解答**

呼吸性アルカローシスでは、「酸である$CO_2$」が低い ⇒ アルカローシスを是正するには「酸を中和する$HCO_3^-$」を少なくしてアルカローシスに傾ける ⇒ 腎尿細管での$HCO_3^-$の再吸収を抑制し、排出を増やします。

**問題4** 代謝性アルカローシスでは、呼吸性代償として分時換気量にはどのような変化が認められるか？

172

## 解答

代謝性アルカローシスでは、「酸を中和する」$HCO_3^-$ が多い ⇒ アルカローシスを是正するには「酸である$CO_2$」を高くしてアシドーシスに傾ける ⇒ 分時換気量を減少させる ⇒ 呼吸回数 and/or 1 回換気量を減少させます。

**問題 5** 括弧内を正しい記載にせよ。

❶ 呼吸性アシドーシスのとき：腎で$HCO_3^-$は？

> 酸である$CO_2$が（**増え・減り**）過ぎるとき、腎の（**〇〇管**）において、酸を中和する$HCO_3^-$の（**〇吸収**）が（**増加・減少**）して代償する。その結果、尿中の$HCO_3^-$は（**増加・減少**）する

❷ 代謝性アシドーシスのとき：肺で$CO_2$は？

> 酸を中和する$HCO_3^-$が（**増え・減り**）過ぎたとき、酸である$CO_2$を（**増加・減少**）させるために（**〇〇換気量**）を（**増加・減少**）させて代償する。その結果（**〇回〇〇量**）and/or（**〇〇回数**）が（**増加・減少**）する

❸ 呼吸性アルカローシスのとき：腎では？

> 酸である$CO_2$が（**増え・減り**）過ぎるとき、腎の（**〇〇管**）において、酸を中和する$HCO_3^-$の（**〇吸収**）が（**増加・減少**）して代償する。その結果、尿中の$HCO_3^-$は（**増加・減少**）する

❹ 代謝性アルカローシスのとき：肺で$CO_2$は？

> 酸を中和するある$HCO_3^-$が（**増え・減り**）過ぎたとき、酸である$CO_2$を（**増加・減少**）させるために（**〇〇換気量**）を（**増加・減少**）させて代償する。その結果（**〇回〇〇量**）and/or（**〇〇回数**）が（**増加・減少**）する

### 解答

❶ 増え、尿細、再、増加、減少
❷ 減り、減少、分時、増加、1回換気、呼吸、増加
❸ 減り、尿細、再、減少、増加
❹ 増え、増加、分時、減少、1回換気、呼吸、減少

---

**ちょっとアドバンス**　腎臓におけるHCO₃⁻再吸収

　腎臓の糸球体では血漿がろ過されて1日に140〜150Lもの原尿が作られ、近位尿細管に運ばれます。原尿は血漿と同じ電解質成分なのでHCO₃⁻も24mmol/Lの濃度です。1日にすると約3600mmolものHCO₃⁻が尿細管に排出されます。そのまま体外に排出されると、とんでもない代謝性アシドーシスになってしまいますが、そのうち3000mmolは近位尿細管で再吸収され、残りは腎盂に排出されるまでに微調節を受けることになります。実は近位尿細管でHCO₃⁻が再吸収を受けるときにHCO₃⁻と同じ量の〔H⁺〕が近位尿細管腔に排出されています。腎臓はまさに酸塩基平衡を適性に保つ重要な臓器なのです。

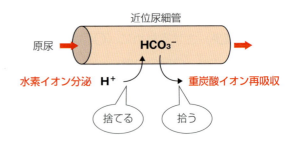

## ❷ 代償性・混合性の収支決算報告書

前節で、収支の基本形は以下の通りであるとしました。

基本型：| 収入：10万円 | 支出：10万円 | 収支：±0円 | 決算：「とんとん」|

■今、収入が8万円に減って支出がそのままであれば、下の赤字決算になります。

| 収入：8万円 | 支出：10万円 | 収支：−2万円 | 決算：赤字 |

このようなときに、あなたは生活を維持するためにどうしますか？　健全なあなたなら、節約して支出を9万円に抑えて赤字を－1万円の収支に止めようとします。この節約こそが赤字決算を代償する行為であり、「**支出性代償**」が認められるということになります。したがって、収支報告書は以下になります。

| 収入：8万円 | 支出：9万円 | 収支：赤字 －1万円 | 決算：収入性赤字【支出性代償】 |
|---|---|---|---|

■しかし、投資ファンドに手を出して、泣きっ面に蜂、貧すれば鈍することもあります。

| 収入：8万円 | 支出：12万円 | 収支：赤字 －4万円 | 決算：収入性・支出性赤字 |
|---|---|---|---|

　悲しいですが、決して珍しくないパターンです。上記のような決算は「混合性の赤字」という結論になります。

**？問題6**　では、収支報告の問題。赤字か？　黒字か？　その内訳を述べ、その収支計算から決算を出し、決算に代償があれば、何性の代償か、あるいは混合性かを記載せよ。組合わせは次の問題の6通りのみである。

〔書き方の例〕収支：赤字　－5万円　決算：支出性赤字　収入性代償

❶収入：　5万円　支出：15万円　収支：＿＿＿＿　決算：＿＿＿＿＿＿

❷収入：12万円　支出：15万円　収支：＿＿＿＿　決算：＿＿＿＿＿＿

❸収入：　5万円　支出：　8万円　収支：＿＿＿＿　決算：＿＿＿＿＿＿

❹収入：13万円　支出：　7万円　収支：＿＿＿＿　決算：＿＿＿＿＿＿

❺収入：14万円　支出：11万円　収支：＿＿＿＿　決算：＿＿＿＿＿＿

❻収入：　8万円　支出：　6万円　収支：＿＿＿＿　決算：＿＿＿＿＿＿

第5章　酸塩基平衡がすぐにわかる！　尾崎式　酸塩基平衡学習法

3　代償機転と混合性障害

## 解答

支出性代償という少し変な表現もありますが、以下のようになります。

❶ 収入：5万円　　支出：15万円　　収支：赤字（−10万円）

決算：収入性支出性（混合性）赤字

❷ 収入：12万円　　支出：15万円　　収支：赤字（−3万円）

決算：支出性赤字　収入性代償

❸ 収入：5万円　　支出：8万円　　収支：赤字（−3万円）

決算：収入性赤字　支出性代償

❹ 収入：13万円　　支出：7万円　　収支：黒字（＋6万円）

決算：収入性支出性（混合性）黒字

❺ 収入：14万円　　支出：11万円　　収支：黒字（＋3万円）

決算：収入性黒字　支出性代償

❻ 収入：8万円　　支出：6万円　　収支：黒字（＋2万円）

決算：支出性黒字　収入性代償

　収支計算は代償や混合を具体的に理解していただくために利益や損益を算出しました。しかし、酸塩基平衡では不必要なものであり、$PaCO_2$の値と$HCO_3^-$の値の過不足を計算することはありません。くれぐれも2つの値を足し引きしないでください！

## ❸ 問題をやってみよう！　酸塩基平衡は？

　ここでも酸塩基平衡は収支決算と同じように考えることができます。本当にまったく同じです。酸塩基平衡の見方も1因子変化のときと同じように検討していきます。再び「とんとん：正常」の基本形とそれに対応する酸塩基平衡の基本形を出しておきます。

| | 収入 | 支出 | 収支 | 決算 |
|---|---|---|---|---|
| 基本形（お金） | 10万円 | 10万円 | ±0円 | 「とんとん」 |
| | 酸を中和する$HCO_3^-$ | 酸である$CO_2$ | pH | 酸塩基平衡 |
| 基本形（酸塩基平衡） | 24 mmol/L | 40 mmHg | 7.4 | 正常 |

**例題 5**　下記の、酸塩基平衡は？

| $HCO_3^-$：15 mmol/L | $PaCO_2$：80 mmHg | pH：6.9 |

**解答・解説**

① 常にまずpHをみます。pHは6.9なのでアシドーシスです。それも「もう、あかん」という致死的なアシドーシスです。もうワンチャンスしかない危険な状態と認識しなければなりません。

② 次に「酸である$CO_2$」をみると80mmHgで、正常の40mmHgよりもかなり酸が増えている状態であり、この反応はアシドーシス側への動きです。

③「酸を中和する$HCO_3^-$」は15mmol/Lで、正常の24mmol/Lより減っています。「酸を中和する$HCO_3^-$」が少なくなり、相対的に酸が増えるかたちになるので、この反応はアシドーシス側への動きです。

④ すなわち、「酸である$CO_2$」も、「酸を中和する$HCO_3^-$」も、ともに酸性側に傾き、pHの変化もアシドーシスを示しているので、このアシドーシスの原因は両方の因子が関与していると判断します。

**解答：代謝性呼吸性（混合性）アシドーシス**

　このような酸塩基平衡が認められる病態は、循環も、呼吸も、ともに障害されるような病態、例えば心肺停止や窒息などの気道閉塞時にみられる所見です。

　なお、この問題を収支報告に置き換えてみると、

| 収入：5万円 | 支出：15万円 | 収支：赤字 | 決算：収入性支出性（混合性）赤字 |

ということになり、簡単に理解できるはずです。

**例題 6**　下記の、酸塩基平衡は？

| $HCO_3^-$：32 mmol/L | $PaCO_2$：60 mmHg | pH：7.3 |

## 解答・解説

① まず、pHをみます。pHは7.3なのでアシドーシスです。

② 次に、「酸である$CO_2$」は60mmHgと高く酸が増えているので、この反応はアシドーシス側への動きです。

③ 「酸を中和する$HCO_3^-$」は、32mmol/Lと増えています。「酸を中和する$HCO_3^-$」が多くなければ、相対的に酸が減る反応なので、アルカローシス側への動きであるとわかります。

④ いま、pHがアシドーシス側にありアシドーシスに傾く因子こそが、アシドーシスを引き起こした主たる要因と判断します。つまりここでは、「酸である$CO_2$」がアシドーシス側への動きであり、pH 7.3のアシドーシスの原因になります。

⑤ しかし、「酸を中和する$HCO_3^-$」の変化は逆にアルカローシス側への動きであって、pH7.3のアシドーシスの原因になり得ません。

⑥ したがって主たる酸塩基平衡は、「酸である$CO_2$」が蓄積した呼吸性アシドーシスです。

⑦ 一方、「酸を中和する$HCO_3^-$」の変化は、アシドーシスを補正する代償的な動きであると判断できます。この「酸を中和する$HCO_3^-$」の代償反応に限っていえば、この反応は「代償性代謝性アルカローシス」と呼ばれます。

⑧ つまり、主たる酸塩基平衡はあくまでも「呼吸性アシドーシス」であり、代謝性代償として「代償性代謝性アルカローシス」が起きていると解釈します。

### 解答：呼吸性アシドーシス ＋ 代謝性代償

　このような酸塩基平衡は、慢性呼吸不全や慢性閉塞性肺疾患（chronic obstructive pulmonary disease；COPD）で$CO_2$排出が困難となり、$PaCO_2$が高くなっている状態でみられます。そのとき腎の尿細管ではこれを代償するために「酸を中和する$HCO_3^-$」の再吸収を増加させる反応が起き、尿中$HCO_3^-$排出は減少します。

　なお、この問題を収支報告に置き換えてみると、

| 収入：12万円 | 支出：15万円 | 収支：赤字 | 決算：支出性赤字 | 収入性代償 |
| --- | --- | --- | --- | --- |

ということになります。

**Point⑩** 　**重要**　**よくある間違い**

| BE：+8 mmol/L | HCO$_3^-$：32 mmol/L | PaCO$_2$：60 mmHg | pH：7.3 |
|---|---|---|---|

　実は、酸塩基平衡がわからないという多くの方が間違えているポイントがあります。上記の酸塩基平衡のデータは、前問題とまったく同じで、BEのデータを加えただけです。

　混乱する方、あるいは間違える方は、「BEは代謝性因子の指標である」という一文だけを読んで、BEが（＋）プラスなら代謝性アルカローシス、（－）マイナスなら代謝性アシドーシスと短絡的に思い込んでしまうのです。したがって、上記を代謝性アルカローシスと判断してしまいます。そして、PaCO$_2$はこれを代償する反応として酸を増やす反応と解釈してしまいます。この間違いが多いので注意してください。

　しかし、これを収支報告書で考えると、間違いは明らかです。

| 収入：12 万円 | 支出：15 万円 | 収入：黒字 | 決算：収入性黒字 | 支出性代償 |
|---|---|---|---|---|

となります。この収支報告は、本当は赤字であるのに黒字と偽る行為にあたり、世の中では「粉飾決算」という誹りを受けます。

---

**コラム**　**粉飾決算**
　私の所属する病院は平成18年に「鐘紡記念病院」から「神戸百年記念病院」に改名して、独立医療法人になりました。その理由は一部上場企業であった「カネボウ」が粉飾決算によって破綻したからに他なりません。粉飾決算は身を滅ぼすと記憶しましょう。

---

### ④ 代償反応のお約束！

　代償反応は正常に近づけようとする反応ですが、酸塩基平衡では正常を通り超して、反対側にまで過剰な代償をすることはありません。

### Point⑪ 重要 代償反応では正常pHを超えて、代償をすることはない

図5で考えてみます。pH7.2のアシドーシスは代償を受けると、正常のpH7.4に近づきますが、7.4を超えてアルカローシス側にまで代償を受けることはありません。同様にpH7.6のアルカローシスも正常の7.4を超えてアシドーシス側まで代償されることもありません（ただし、医原的要素が加わっている場合はこの限りではありません。例えば、メイロン®の過剰投与や人工呼吸で$PaCO_2$を飛ばし過ぎた場合など）。

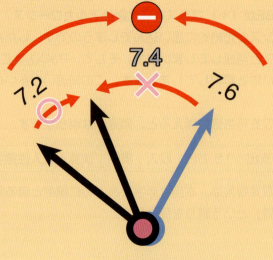

**図5** 正常を超えて代償は起きない

### ちょっとアドバンス　特殊な例まで勉強したい方へ

　特殊な症例として、正常を超えて反対側にまで酸塩基平衡が移動しているようにみえる場合があります。これは代償ではなく、混合性変化です。例えば代謝性アルカローシスが基礎にある患者が、急に換気不全を起こして$PaCO_2$が上昇した場合を考えてみましょう。代謝性アルカローシスの代償反応としてすでに存在していた「酸である$CO_2$」の増加は、さらに進行して正常を超える反応が観察される場合があります。これはあくまでも代償反応ではなく、もう1つ別の酸塩基平衡が合併したと考えるべきで、特殊な混合性の病態と判断します。少し高度な酸塩基平衡の解釈が必要になる病態で、ここでは初心者に混乱を招くのでこれ以上は述べません（第6章参照）。

## 例題7 下記の、酸塩基平衡は？

| $HCO_3^-$ : 18 mmol/L | $PaCO_2$ : 25 mmHg | pH : 7.2 |

### 解答・解説

① まず、pHをみます。pHは7.2なのでアシドーシスです。
② 次に、「酸である$CO_2$」をみると25mmHgと低く、酸が減少してアルカローシス側への動きです。
③ 次に、「酸を中和する$HCO_3^-$」は18mmol/Lと減少し、酸を中和するものが少なくなっているので、酸塩基平衡はアシドーシス側への動きとわかります。
④ pHがアシドーシス側にあり、アシドーシスに傾く因子こそが、アシドーシスを引き起こした主たる要因と判断します。ここでは「酸である$CO_2$」はアルカローシス側でpH7.2の原因になり得ませんが、「酸を中和する$HCO_3^-$」の変化はアシドーシス側への動きであって、pH 7.2の原因といえます。
⑤ したがって、主たる酸塩基平衡は、「酸を中和する$HCO_3^-$」が減少したことが原因である代謝性アシドーシスと判断できます。
⑥ 一方、「酸である$CO_2$」が減少している変化は、アシドーシスを補正する代償的な動きであると判断できます。この「酸である$CO_2$」の代償反応だけに限っていうと「代償性呼吸性アルカローシス」が起こったといいます。
⑦ つまり、主たる酸塩基平衡はあくまでも「代謝性アシドーシス」であり、呼吸性代償として代償性呼吸性アルカローシスが起きていると解釈します。

**解答：代謝性アシドーシス ＋ 呼吸性代償**

このような酸塩基平衡異常が認められるのは、末梢循環不全、敗血症や心不全などのショック状態で、「酸を中和する$HCO_3^-$」の減少は末梢組織で発生した大量の酸を緩衝するために消費された結果として認められます。また、下痢で大量に$HCO_3^-$を喪失するときにも同様の酸塩基平衡異常を示します。

代償機転は「酸である$CO_2$」を減少させる反応が起こるために、患者は分時換気量を増やすために過換気状態になり、1回換気量もしくは呼吸回数、あるいはその両者

を増加させる反応がみられます。

なお、この問題を収支報告に置き換えてみると、

| 収入：5万円 | 支出：8万円 | 収支：赤字 | 決算：収入性赤字 | 支出性代償 |

ということになります。

## ❓例題8　下記の、酸塩基平衡は？

| $HCO_3^-$：35 mmol/L | $PaCO_2$：30 mmHg | pH：7.7 |

### 解答・解説

① 常にまず、pHをみます。pHは7.7なのでアルカローシスです。かなり高度のアルカローシスといえます。

② 次に、「酸である$CO_2$」をみると30mmHgと低く、アルカローシス側への動きです。

③「酸を中和する$HCO_3^-$」も35mmol/Lと、かなり増加しています。酸を中和するものが多くなっているので、酸が相対的に減少して、この反応はアルカローシス側への動きとわかります。

④ すなわち、「酸である$CO_2$」も、「酸を中和する$HCO_3^-$」も、ともにアルカローシス側に傾き、pHもアルカローシスを示しているので、このアルカローシスの原因には両方の因子が関与していると判断します。

### 解答：代謝性呼吸性（混合性）アルカローシス

　このような酸塩基平衡が示される病態は、基礎に代謝性アルカローシスがあり、興奮や低酸素血症などによる過換気が重なった場合にみられます。しかし、このような症例ではこれほど重症の代謝性アルカローシスをみかけることはまずありません。一方、心肺蘇生時にメイロン®（重炭酸イオン：$HCO_3^-$）の過量投与と用手換気の過換気が重なると、このようなデータになることがあります。心肺蘇生時には少しでも早くアシドーシスを補正して蘇生したいという医療者の気持ちが、蘇生後の患者の血液ガスデータに表現されるのだと思います。しかし、心肺蘇生であっても酸塩基平衡は正常の範囲、むしろ少しアシドーシス側にある方がよいのです。なぜならば、酸素解

離曲線が右に偏位する方が組織に酸素を多く与え、酸の処理も円滑に行われるからです（67ページ参照）。

　なお、この問題を収支報告に置き換えてみると、

| 収入：15万円 | 支出：5万円 | 収支：黒字 | 決算：収入性支出性（混合性）黒字 |
|---|---|---|---|

ということになり、簡単に理解できるはずです。

**❓例題9**　下記の、酸塩基平衡は？

| $HCO_3^-$：34 mmol/L | $PaCO_2$：48 mmHg | pH：7.5 |
|---|---|---|

### 解答・解説

① まず、pHをみます。pHは7.5なのでアルカローシスです。

② 次に、「酸である$CO_2$」をみると48mmHgで高く、酸が増えるアシドーシス側への動きです。

③ 「酸を中和する$HCO_3^-$」は、34mmol/Lと増えています。この反応は酸を中和するものが多くなっているので、相対的に酸が減ってアルカローシス側への動きであることがわかります。

④ いま、pHが7.5でアルカローシス側にあり、アルカローシスに傾く因子こそが、このアルカローシスを引き起こした主たる要因であると判断します。本例では「酸を中和する$HCO_3^-$」はアルカローシス側の動きでpH 7.5の原因となり得ます。しかし、「酸である$CO_2$」の変化は逆にアシドーシス側への動きであって、pH 7.5のアルカローシスの原因になり得ません。したがって、主たる酸塩基平衡は、「酸を中和する$HCO_3^-$」が増加した代謝性アルカローシスです。

⑤ 一方、「酸である$CO_2$」の変化は、アルカローシスを補正する代償的な動きであると判断できます。この「酸である$CO_2$」の代償反応だけに限っていえば「代償性呼吸性アシドーシス」と呼ばれます。

⑥ つまり、主たる酸塩基平衡はあくまでも「代謝性アルカローシス」であり、代償として代償性呼吸性アシドーシスが起きていると解釈します。

### 解答：代謝性アルカローシス ＋ 呼吸性代償

このような病態は、嘔吐や低カリウム血症に併発しやすい病態です。また、利尿薬の過剰もしくは長期投与でもよく認められます。呼吸性代償は「酸である$CO_2$」を増やす動きになるため、分時換気量を抑制しようとして、1回換気量もしくは呼吸回数、あるいはその両者が減少する結果となります。

なお、この問題を収支報告に置き換えてみると、

| 収入：14万円 | 支出：11万円 | 収支：黒字 | 決算：収入性黒字 | 支出性代償 |

ということになります。

## ❓例題 10　下記の、酸塩基平衡は？

| $HCO_3^-$：17 mmol/L | $PaCO_2$：25 mmHg | pH：7.5 |

### 解答・解説

① まず、pHをみます。pHは7.5なのでアルカローシスです。

②「酸である$CO_2$」をみると25mmHgで低値であり、この反応はアルカローシス側への動きです。

③「酸を中和する$HCO_3^-$」も17mmol/Lと低値ですが、この反応は酸を中和するものが少なくなって、相対的に酸が増えるアシドーシス側への動きであるとわかります。

④ いまpHが7.5でアルカローシス側にあり、アルカローシスに傾く因子こそが、このアルカローシスを引き起こした主たる要因であると判断します。本例では「酸である$CO_2$」の変化はアルカローシス側の動きで、pH 7.5の原因になり得ます。しかし、「酸を中和する$HCO_3^-$」はアシドーシス側への動きであって、pH 7.5のアルカローシスの原因になり得ません。

⑤ したがって、主たる酸塩基平衡は、「酸である$CO_2$」が減少した呼吸性アルカローシスです。

⑥ 一方、「酸を中和する$HCO_3^-$」が減少する動きは、アルカローシスを補正する代償的な動きであると判断できます。この「酸を中和する$HCO_3^-$」の代償反応は「代償性代謝性アシドーシス」と呼ばれます。

**解答：呼吸性アルカローシス ＋ 代謝性代償**

　このような病態は、精神疾患で過換気状態が慢性的に持続している場合などに限られます。代謝性代償は、「酸を中和するHCO₃⁻」を減少させる動きになります。酸を中和するものが減少すると、相対的に酸が増えると考えると合点がいきます。この反応は腎の尿細管でHCO₃⁻の再吸収を抑制する動きとなり、HCO₃⁻の尿中排出が増加する結果となります。

　なお、この問題を収支報告に置き換えてみると、

| 収入：８万円 | 支出：６万円 | 収支：黒字 | 決算：支出性黒字 | 収入性代償 |
|---|---|---|---|---|

ということになります。

## ❺ 自分で考えて、解いて、覚える！

　さて、２つの因子が同時に動く酸塩基平衡の練習問題をしましょう。

　次の問題で８割正解が合格ラインです。

**問題7**　前の例題にならって、順序だてて考えて酸塩基平衡の結論を導き、代償反応があれば、どのような代償反応であるかを述べよ。

| | 【HCO₃⁻】 | 【PaCO₂】 | 【pH】 |
|---|---|---|---|
| ❶ | 16 mmol/L | 20 mmHg | 7.2 |
| ❷ | 38 mmol/L | 25 mmHg | 7.8 |
| ❸ | 35 mmol/L | 76 mmHg | 7.2 |
| ❹ | 38 mmol/L | 53 mmHg | 7.6 |
| ❺ | 18 mmol/L | 18 mmHg | 7.5 |
| ❻ | 13 mmol/L | 110 mmHg | 6.7 |

## 解答

❶代謝性アシドーシス ＋ 呼吸性代償

（代償性呼吸性アルカローシス：分時換気量増加）

❷代謝性呼吸性アルカローシス（混合性アルカローシス）

❸呼吸性アシドーシス ＋ 代謝性代償

（代償性代謝性アルカローシス：腎尿細管$HCO_3^-$再吸収促進）

❹代謝性アルカローシス ＋ 呼吸性代償

（代償性呼吸性アシドーシス：分時換気量減少）

❺呼吸性アルカローシス ＋ 代謝性代償

（代償性代謝性アシドーシス：腎尿細管$HCO_3^-$再吸収抑制）

❻代謝性呼吸性アシドーシス（混合性アシドーシス）


　問題で示した6問は2因子が同時に変化する6つの基本型です。ちょっとアドバンスで先述したように、呼吸性アシドーシスと代謝性アルカローシスが代償ではなく、同時に存在する混合性酸塩基平衡異常がありますが、これらは血液ガスのデータからだけでは評価が困難です。臨床経過に加え、電解質や浸透圧、血中抗利尿ホルモン値などのデータが必要とされます。特に臨床症状は重要で、データばかりに目を向けていると間違った結論を導いたり、データの間違いに気付かなかったりすることも起こります。しっかりと患者を診るように努めましょう。

### ❻ 酸塩基平衡異常の基本パターンは10通りのみ！

　第2節で、1因子のみが変化する酸塩基平衡異常には4パターンしかないと述べました。そして本節で述べたように、2因子が変化する酸塩基平衡は、代償を有する酸塩基平衡異常は4パターン、代謝性と呼吸性の変化を同時に合わせ持つ混合性障害には2パターンがあります。合計すると基本型は10パターンになります。

　したがって酸塩基平衡の学習は、「酸である$CO_2$」と「酸を中和する$HCO_3^-$」が釣り合ってできる正常な酸塩基平衡の基本型を理解し、あとは上記の10パターンが解けるようになれば、臨床的には合格点に達します。決して難解なものではありません。むしろ、これだけ理解すると、血液ガスデータを見るのが楽しみになったという方が多くおられます。皆さんも頑張ってください。最後に、復習問題を列挙しますのでトライしてみてください。

**問題 8** 酸塩基平衡は？　代償反応や混合性があれば合わせて解答せよ。

| | 【$HCO_3^-$】 | 【$PaCO_2$】 | 【pH】 |
|---|---|---|---|
| ❶ | 24 mmol/L | 40 mmHg | 7.4 |
| ❷ | 18 mmol/L | 40 mmHg | 7.1 |
| ❸ | 32 mmol/L | 40 mmHg | 7.6 |
| ❹ | 24 mmol/L | 60 mmHg | 7.2 |
| ❺ | 24 mmol/L | 25 mmHg | 7.6 |
| ❻ | 17 mmol/L | 25 mmHg | 7.5 |
| ❼ | 34 mmol/L | 48 mmHg | 7.5 |
| ❽ | 35 mmol/L | 30 mmHg | 7.7 |
| ❾ | 18 mmol/L | 25 mmHg | 7.2 |
| ❿ | 32 mmol/L | 60 mmHg | 7.3 |
| ⓫ | 15 mmol/L | 80 mmHg | 6.9 |

　以上、問題は11問です。なぜ11問かわかりますよね！　解答・解説はすべて本文中にあります。

第**6**章

# 緩衝について

　さて、緩衝についてもう少し詳しく説明します。ここまでは酸塩基平衡の結論を手順に沿って画一的に求める「手法」を学習しただけといっても過言ではありません。酸塩基平衡は血液ガスデータと関連するだけでなく、電解質や浸透圧、体液量など全身的なパラメーターとも連動しています。全体を把握するには各項目についても一定の知識を把握しておく必要があります。例えば、低カリウム血症に伴う代謝性アルカローシスの病態を理解するには、電解質と腎機能についての知識が必要です。ここでは、その学習がなぜ必要なのか、そして、学習を始める最初のステップ（足掛かり）を示します。

# 1 緩衝の時間：呼吸性代償と代謝性代償

　呼吸性代償と代謝性代償はともに酸塩基平衡の代償反応ですが、実はこの2つには大きな違いがあります。それは「時間」です。
　代謝性の異常が発生すると、呼吸性代償が起こります。例えば、皆さんに酸を点滴すると代謝性アシドーシスが発生し、これを代償するかたちで秒・分単位ですぐに1回換気量が増え、呼吸回数も増え始め、酸である$CO_2$を減少させるように呼吸性の代償が起こります。
　一方、呼吸性の異常が発生したときには、腎において$HCO_3^-$の排出調節による代償が起こります。例えば、呼吸不全で高二酸化炭素血症が発生して酸である$CO_2$が増加すると、腎では酸を中和する$HCO_3^-$の再吸収が増えて代謝性の代償が起こります。このとき呼吸性代償と同じく腎の代償もすぐに起きるのですが、正常な腎機能をしても十分な代償機能が発揮されるまでにはおよそ5日間を要します。
　すなわち、呼吸の代償能力は強大なのですぐ血液ガスに反映されますが、腎臓の代償能力は小さいので『反応自体は、すぐ開始するが』血液ガスに反映されるのには時間がかかります（図1）。

> **Point①　基礎**
> ① 代謝性の酸塩基平衡異常が発生したとき、
> 　　　⇒ 呼吸性代償は直ちに作動する
> ② 呼吸性の酸塩基平衡異常が発生したとき、
> 　　　⇒ 代謝性代償が十分に機能するには時間がかかる

$HCO_3^-$：排出調整　　　　$CO_2$：排出調整

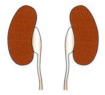
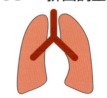

時間がかかる　　　　　　すぐに反応する

図1　酸塩基平衡の代償反応の起こり方

さて、呼吸性の酸塩基平衡異常が発生したときに、代謝性の代償が十分に機能するまでには時間を要すると述べました。そこで、十分に腎の代償が機能するまでの時間に着目すると、実は「発症早期に認められる反応」と「時間経過とともに認められるようになる反応」の2つ反応があることが知られています。つまり、この代謝性代償には急性反応（急性代償）と慢性反応（慢性代償）があり、私たちは臨床上、この両者を鑑別する必要があります。

**Point② 基礎 ：呼吸性酸塩基平衡異常の特徴**

**　呼吸性の酸塩基平衡異常が発生したときに認められる代謝性代償には、急性反応（急性代償）と 慢性反応（慢性代償）がある。**

## 2 呼吸性酸塩基平衡異常における代謝性代償の 急性反応（急性代償）と慢性反応（慢性代償）

ここでは、呼吸性アシドーシスを例にとって、その代償反応を考えてみましょう。

### ❶ 代償の時間経過

実験的に人工呼吸中に分時換気量を減少させて、急に高$CO_2$血症を発生させたときの血中$HCO_3^-$濃度の時間経過は、通常では図2のようになります。

すなわち、分時換気量を減少させると、動脈血二酸化炭素分圧（$PaCO_2$：赤線）は直ちに増加します。その後、分時換気量をそのままにすると$PaCO_2$は一定のレベルを保ちます。

同時に酸を中和する$HCO_3^-$の変化をみると、2つの反応（図2の①と②）があることがわかります。

### ① $HCO_3^-$ が急に増加する部分 ⇒ 急性反応

$PaCO_2$の増加と同時に、酸を中和する$HCO_3^-$も$PaCO_2$の動きを追いかけるように急増します。この反応がすぐに起こる急性反応です。つまり、酸である$CO_2$が赤血球とヘモグロビンの緩衝作用によって、重炭酸イオン（$HCO_3^-$）に姿を変えた反応が表現されています。したがって、腎の代償作用ではありません。

### ② $HCO_3^-$ が徐々に増加する部分 ⇒ 慢性反応

$PaCO_2$、つまり「酸である$CO_2$」は上昇したまま一定に保たれますが、酸を中和する$HCO_3^-$は徐々に増加し、5日目頃には最高値（図2．max）となります。そのあとは$HCO_3^-$の値は頭打ちになり、一定の値が維持されます。この時間のかかる反応が腎における$HCO_3^-$の再吸収促進を表現する慢性反応です。急性反応と慢性反応について、それぞれの病態について考えます。

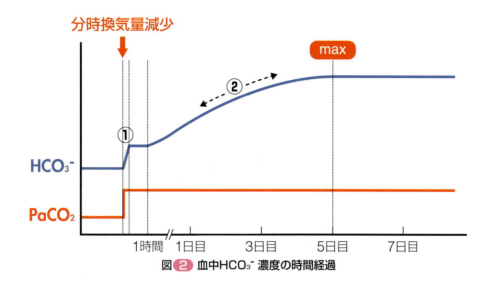
図 ❷ 血中$HCO_3^-$濃度の時間経過

## ❷ 急性反応

　血液中の$PaCO_2$が急増したときに、同時に酸を中和する$HCO_3^-$も増加しますが、この反応は腎尿細管による代償反応ではありません。この反応は増加した「酸である$CO_2$」が「酸を中和する$HCO_3^-$」へ単に姿を変えた結果です。

　図3で示すように、正常な状態では「酸である$CO_2$」と「酸を中和する$HCO_3^-$」は1：20で均衡しています。いま、急性に$PaCO_2$が上昇すると、理論的には、増加分の「酸である$CO_2$」も1：20の比率になるように「酸を中和する$HCO_3^-$」に姿を変えると、完璧な代償反応となって酸塩基平衡のバランスが取れることになります。

　図3でいうと、$CO_2$と$HCO_3^-$が1：20で釣り合っているとき、$CO_2$が倍になって2：20になったとします。すると、酸である$CO_2$が増えて呼吸性アシドーシスに傾きます。これを是正するためには、$CO_2$の増加分である「1」を「1/20」と「19/20」に分けて、それぞれ両側に振り分けると、酸塩基平衡のバランスがとれることになります。この反応は第4章で述べた赤血球とヘモグロビンが営んでいる緩衝反応〔1式〕に他なりません（145ページ参照）。

　しかし、実際には完璧な代償は起きずに、pHが7.4に近づく反応になり、ぴったりと正常の7.4に戻ることはありません。あくまでもイメージとして理解してください。

　そして、この反応は赤血球とヘモグロビンの緩衝作用に依存しているので、化学的に迅速に反応が進みます。その結果、酸を中和する$HCO_3^-$は直ちに少し増加することになります。

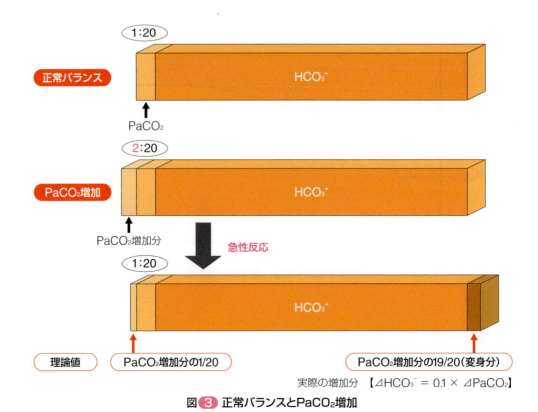

**図 ③ 正常バランスとPaCO₂増加**

### 急性反応におけるHCO₃⁻の増加はどの程度？

急に起こる呼吸性アシドーシスを急性呼吸性アシドーシスといいます。急性呼吸性アシドーシスでは、腎における代謝性代償（慢性反応）が起きる以前なので、代償機転は急性反応がおもな代償になります。急性呼吸性アシドーシスの急性反応（急性代償）でみられるHCO₃⁻の増加分を占う便利な公式があります。

**Point③　重要：呼吸性アシドーシスに対する急性の代謝性代償反応**

$$\Delta HCO_3^- = 0.1 \times \Delta PaCO_2 \quad (\Delta：変化分という意味です)$$

実際に計算した方が理解しやすいので、問題をやりましょう。

**問題1** PaCO₂が急に40 mmHg（正常値）⇒ 60 mmHgになったとき、HCO₃⁻（正常値：24 mmol/L）はその直後にいくらになるか？

## 解答・解説

　急に$PaCO_2$が上昇しているので、急性呼吸性アシドーシスであると推定します。そして、その$PaCO_2$の増加分（$\Delta PaCO_2$）は、

$$\Delta PaCO_2 = 現在の値 - （変化前の値）$$
$$= 60mmHg - 40mmHg$$
$$= 20mmHg$$

公式（ポイント③）を用いて、

$$\Delta HCO_3^- （HCO_3^-増加分） = 0.1 \times \Delta PaCO_2 （PaCO_2増加分）$$
$$= 0.1 \times 20$$
$$= 2\ mmol/L$$

したがって、

$$変化後の予測HCO_3^-値 = 変化前の値 + \Delta HCO_3^-$$
$$= 24 + 2$$
$$= 26mmol/L$$

となります。

**答　26 mmol/L**

**❓問題2** 人工呼吸器の設定を変更した結果、$PaCO_2$が50 mmHgから60 mmHgになったとき、それ以前の$HCO_3^-$：28 mmol/Lはその直後いくらになるか？

## 解答・解説

　人工呼吸器の設定を変えたのですから、当然の急性反応ですね。

$$\Delta PaCO_2 = 60mmHg - 50mmHg = 10mmHg$$

　公式を用いて、

$$\Delta HCO_3^- = 0.1 \times \Delta PaCO_2 = 0.1 \times 10 = 1\ mmol/L$$

　したがって、

$$変化後の予測HCO_3^-値 = 変化前の値 + \Delta HCO_3^-$$
$$= 28 + 1$$
$$= 29\ mmol/L$$

**答　29 mmol/L**

## ❸ 慢性反応

次に図2の②に示すように、徐々に$HCO_3^-$が増加する反応について考えます。この反応はまさに腎における代償そのものです。以前に学習した尿細管の$HCO_3^-$の再吸収調節が表現されています。コラム問題で復習してください。

> **コラム** 復習：呼吸性アシドーシスのとき：腎で$HCO_3^-$は？
> 酸である$CO_2$が（増え・減り）過ぎるとき、腎の（○○管）において酸を中和する$HCO_3^-$の（○吸収）が（増加・減少）して代償する。その結果、尿中の$HCO_3^-$は（増加・減少）する。
>
> 〔解答〕増え、尿細、再、増加、減少

### ● 慢性反応における$HCO_3^-$の増加は、どの程度？

長期にわたって持続する呼吸性アシドーシスを慢性呼吸性アシドーシスといいます。図2のグラフからもわかるように、慢性反応では、急性反応で起こった$HCO_3^-$の増加分以上に酸を中和する$HCO_3^-$が増えて、急性反応より大きな代償（pH低下が少なくなる）が起こることになります。この慢性呼吸性アシドーシスにおける$HCO_3^-$の増加分を占う公式があります。

> **Point④** 【重要】：呼吸性アシドーシスに対する慢性の代謝性代償反応
>
> $$\Delta HCO_3^- = 0.4 \times \Delta PaCO_2 \quad (\Delta：変化分という意味です)$$
> （※係数を0.35とする教科書も多い）

実際に問題を解いて覚えましょう！

**？問題3** COPD患者の$PaCO_2$が慢性的に60 mmHgになっているとき、正常時24 mmol/Lであった$HCO_3^-$はいくらになっていると考えられるか？

### 解答・解説

COPDとは慢性閉塞性肺疾患ですから、$PaCO_2$が慢性的に上昇しているので、当然、慢性呼吸性アシドーシスです。その$PaCO_2$の増加分（$\Delta PaCO_2$）は前値である正常値との差になります。

$$\varDelta PaCO_2 = 60mmHg - 前値（ここでは正常値）$$

$$= 60mmHg - 40mmHg$$

$$= 20mmHg$$

公式を用いて、

$$\varDelta HCO_3^- （HCO_3^-増加分）= 0.4 \times \varDelta PaCO_2 （PaCO_2増加分）$$

$$= 0.4 \times 20$$

$$= 8\ mmol/L$$

したがって、

$$予測HCO_3^- = 前値 + \varDelta HCO_3^-$$

$$= 24 + 8$$

$$= 32mmol/L$$

**答　32 mmol/L**

**問題 4** 人工呼吸器の設定を変更し、$PaCO_2$を40 mmHgから50 mmHgに増加させる対応を開始して1週間が経過したとき、正常値であった$HCO_3^-$ 24 mmol/Lはいくらになるか？（腎機能は正常です）

**解答・解説**

$$\varDelta PaCO_2 = 50mmHg - 40mmHg = 10mmHg$$

公式を用いて、

$$\varDelta HCO_3^- = 0.4 \times \varDelta PaCO_2 = 0.4 \times 10 = 4\ mmol/L$$

したがって、

$$予測HCO_3^- = 前値 + \varDelta HCO_3^- = 24 + 4 = 28mmol/L$$

**答　28 mmol/L**

　以上の問題からわかるように、$PaCO_2$の上昇分は同じであっても（ともに$\varDelta PaCO_2$ ＝20mmHg、もしくは10mmHg）、$HCO_3^-$の値は急性反応と慢性反応では大きく異なることが理解できます。したがって、「酸である$CO_2$」と「酸を中和する$HCO_3^-$」のバランスであるpHの値も、急性と慢性では異なります。それを次のデータで示します。

## ❹ 急性と慢性の鑑別法：その1（呼吸性アシドーシスの場合）

### 🔵 高$CO_2$血症における急性と慢性の反応の比較

　$PaCO_2$が10mmHgずつ上昇したときに、代償機転が急性反応と慢性反応ではどのように異なるかを示したデータがあります（表1、2）。それをみると両者の違いは一目瞭然です。$HCO_3^-$の増加率は急性と慢性では大きく異なります。要は、この違いを公式にしたのがポイント③④なのです。

---

**Point③'** 　重要（再掲）　：呼吸性アシドーシスに対する急性の代謝性代償反応

急性の代謝性代償では、「酸を中和する$HCO_3^-$」の増加分（$\Delta HCO_3^-$）は、

$$\Delta HCO_3^- = 0.1 \times \Delta PaCO_2 （\Delta：変化分という意味です）$$

---

**Point④'** 　重要（再掲）　：呼吸性アシドーシスに対する慢性の代謝性代償反応

慢性の代謝性代償では、「酸を中和する$HCO_3^-$」の増加分（$\Delta HCO_3^-$）は、

$$\Delta HCO_3^- = 0.4 \times \Delta PaCO_2 （\Delta：変化分という意味です）$$

$$（係数を0.35とする教科書も多い）$$

表❶ 高PaCO₂：急性の代謝性反応

## 「急性の代償反応」

| PaCO₂ (mmHg) | HCO₃⁻ (mmol/L) | pH | ΔpH |
|---|---|---|---|
| 40 | 22.8～26.8 | 7.38～7.45 | Δ0.08 |
| 50 | 24.1～27.5 | 7.31～7.36 | Δ0.07 |
| 60 | 25.1～27.9 | 7.24～7.29 | Δ0.06 |
| 70 | 25.7～28.5 | 7.19～7.23 | Δ0.05 |
| 80 | 26.2～28.9 | 7.14～7.18 | |

増加は腎の代償ではない

代償限界値：30 ～ 32 mmol/L
【$\Delta HCO_3^- = 0.1 \times \Delta PaCO_2$】

表❷ 高PaCO₂：慢性の代謝性反応

## 「慢性の代償反応」

| PaCO₂ (mmHg) | HCO₃⁻ (mmol/L) | pH | ΔpH |
|---|---|---|---|
| 40 | 21.7～27.3 | 7.36～7.46 | Δ0.06 |
| 50 | 25.6～30.8 | 7.31～7.38 | Δ0.04 |
| 60 | 29.0～34.1 | 7.28～7.34 | Δ0.03 |
| 70 | 31.7～36.9 | 7.25～7.32 | Δ0.02 |
| 80 | 34.0～39.8 | 7.22～7.30 | |

HCO₃⁻ 再吸収↑

代償限界値：42 ～ 45 mmol/L
【$\Delta HCO_3^- = 0.4 \times \Delta PaCO_2$】

## ❺ 急性と慢性の鑑別法：その２（呼吸性アシドーシスの場合）

### ● $HCO_3^-$の代償限界に着目！

そしてもう１つ、簡単な見分け方があります。$PaCO_2$が60mmHg以上では、$HCO_3^-$の値は急性では通常30mmol/L未満ですが、慢性では30mmol/L以上になります。この差は急性反応と慢性反応の代償限界値の違いによるものです。表１、２を比較して確認してください。

Point⑤ 重要 ：$PaCO_2$が60 mmHg以上では、代謝性代償は

**急性反応：$HCO_3^-$の値は30 mmol/L以内に留まる**
**慢性反応：$HCO_3^-$の値は30 mmol/L以上になる**

## ❻ 急性と慢性の鑑別法：その３（呼吸性アシドーシスの場合）

### ● pHの変化にも着目！

pHの低下は、急性反応では$PaCO_2$の上昇に伴って大きくなります。しかし、慢性反応では$PaCO_2$の上昇に伴うpHの低下の程度は急性に比較して少なくなっています。

したがって、急性反応と慢性反応の鑑別には、$HCO_3^-$の変化だけでなく、pHの変化をみても鑑別することができます。簡便な公式として用いられるものは、

急性呼吸性アシドーシスにおける急性反応では、

$\Delta PaCO_2$：10 mmHgの急性の上昇に対して、$\Delta$pHは0.08低下する

（$\Delta$：変化分）

というものです。これに対して、この公式に満たないpHの低下が認められるときは、慢性的な代謝性代償が起きていると考えます。すなわち、腎における$HCO_3^-$の再吸収が増加する反応が起きるとpHの低下が小さくなることから、急性と慢性を鑑別する方法があります。

ただし、表１、２のデータに示した$\Delta$pHの変化をみると、$PaCO_2$が高値になるとそのpHの低下幅は急性も、慢性も、ともに小さくなる傾向があるので、判定には注意する必要があり、$\Delta HCO_3^-$の値をおもに参考にするべきです。したがって、慢性反応のpH変化を求める公式もありますが、混乱するので割愛します。

> **Point⑥**  **重要** ：呼吸性アシドーシスに対するpHの変化
>
> **■急性反応では、**
>
> $\Delta PaCO_2$：**10 mmHgの急性の上昇に対して、$\Delta pH$は0.08 低下する**
>
> **■慢性反応では、**
>
> **急性反応で推定される$\Delta pH$よりも、実際の$\Delta pH$ は小さくなる**

**? 問題5** pH7.4　$PaCO_2$ 40 mmHgであるとき、$PaCO_2$が急性に60 mmHg上昇した場合、pHはいくらになると予測されるか？

### 解答・解説

$CO_2$増加分　　　　　：$\Delta PaCO_2 = 60mmHg - 40mmHg = 20mmHg$

pH低下分　　　　　　：$\Delta pH = 0.08 \times 20mmHg / 10mmHg = 0.16$

したがって、

予測pH $= 7.4 - 0.16 = 7.24$　　　　　　　　　　　**答　pH 7.24**

となります。先の急性の代謝性代償の表1にあるpH範囲です。

## ❼ 急性と慢性の鑑別法：その4（呼吸性アシドーシスの場合）

### ● もっとも重要な鑑別方法！

　もっとも重要な鑑別方法は、なんといっても**臨床所見**です。急に二酸化炭素が蓄積してpHが変化するような状態になると、患者には交感神経緊張の所見が認められるようになります（参照54ページ）。意識レベルが低下していても、血圧上昇・頻脈・末梢冷感・発汗を認めるようになります。そして、意識があれば、なんとか$CO_2$を減少させようとして努力性呼吸をしようとします。ただし、呼吸性アシドーシスなので、努力性呼吸をしても有効な換気が不足している状態であり、この努力性呼吸は代償反応ではなく、むしろ原因となっている呼吸不全の1つの症状と考えるべきです。要は、あなたが首を絞められたときや、急に喘息発作になったときを想像すればよいのです。

　しかし、慢性に高$CO_2$血症が存在する場合には、一般にこのような反応は認められません。もし、急性反応と同じような症状が認められる場合には、慢性呼吸不全の急性増悪を考えなければなりません。

血液ガスデータも大切ですが、患者を診ることはもっと大切であることを忘れないでください。血液ガスデータは臨床所見を裏付けるために、あるいは臨床所見で合点がいかない所見がある場合にデータを求めるのが本筋です。本末転倒にならないように心がけてください。

東京慈恵医科大学病院 創設者 高木兼寛先生の言葉
「病気を診ずして、病人を診よ」

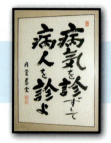

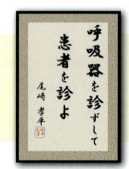

「呼吸器を診ずして、患者を診よ」
人工呼吸器のフロントパネルや血液ガスデータばかり見ているスタッフ（自分自身も含め）に対する苦言

## ❽ 呼吸性アシドーシスの急性と慢性を鑑別しよう！

実際に問題をやってみましょう。

### 問題6　次の呼吸性アシドーシスにおける代謝性代償反応が、急性代償（急性反応）か、慢性代償（慢性反応）か、を鑑別せよ。

pH：7.30　$PaCO_2$：60 mmHg　$HCO_3^-$：30.0 mmol/L

#### 解答・解説

- $PaCO_2$の増加分；$\Delta PaCO_2$は20 mmHg
- 急性反応であれば；

　予測される$HCO_3^-$増加分：$\Delta HCO_3^- = 0.1 \times 20 = 2$ mmol/Lとなり、$HCO_3^-$は

正常値24mmol/L + 2 mmol/L ＝ 26mmolになるはずですが、設問の30mmol/Lには達しません。

- **慢性反応であれば；**

  $HCO_3^-$増加分：$\triangle HCO_3^- = 0.4 \times 20 = 8$ mmol/Lで、予測される$HCO_3^-$は24mmol/L ＋ 8 mmol/L ＝ 32mmolとなります。32mmolも30mmol臨床的にはほぼ同じと考えてください（係数を0.35で計算すると31mmol/L）。<u>酸塩基平衡では公式の数字にきっちりと合うことの方がまれと考えて、柔軟に対応することが大切です</u>（表2参照）。したがって、この反応は慢性代償反応であると判断できます。

- **pHの変化も急性であれば；**

  $\triangle pH = 0.08 \times 20$mmHg／10mmHg ＝ 0.16となり、pH ＝ 7.4 − 0.16 ＝ 7.24になるはずですが、ここまでpH低下が起きていないので、pHの変化も慢性反応であることを支持しています（表2参照）。

  **答え** **慢性代謝性代償反応** → 慢性呼吸性アシドーシス

  ただし、上記をすべて確認する必要はありません。いずれかで慢性反応と診断がつけばOKです。少々怪しいと思う時は、いろいろな角度からチェックしましょう。

**問題 7** 次の呼吸性アシドーシスにおける代謝性代償反応が、急性代償（急性反応）か、慢性代償（慢性反応）か、を鑑別せよ。

$pH：7.19$　$PaCO_2：70$ mmHg　$HCO_3^-：26.7$ mmol/L

### 解答・解説

- **$PaCO_2$の増加分；$\triangle PaCO_2$は30 mmHg**
- **急性反応であれば；**

  予測される$HCO_3^-$増加分：$\triangle HCO_3^- = 0.1 \times 30 = 3$ mmol/Lとなり、$HCO_3^-$は正常値 24mmol/L ＋ 3 mmol/L ＝ 27mmolで設問の26.7mmol/Lにほぼ一致し、急性反応と鑑別診断できます。

- **慢性反応であれば；**

第**6**章

緩衝について

**2** 呼吸性酸塩基平衡異常における代謝性代償の急性反応（急性代償）と慢性反応（慢性代償）

203

予測されるHCO$_3^-$増加分：$\triangle$HCO$_3^-$ = 0.4 × 30 = 12mmol/Lで、HCO$_3^-$は24mmol/L + 12mmol/L = 36mmol付近になるはずで、慢性反応は支持されません。

- **HCO$_3^-$の値をみると；**
PaCO$_2$が60mmHg以上であるので、HCO$_3^-$は慢性ならば30mmol/L以上、急性ならば30mmol/L以下となり、本問題は急性反応であると判断できます。

- **pHの変化も急性であれば；**
$\triangle$pH = 0.08 × 30mmHg／10mmHg = 0.24となり、pH = 7.4 − 0.24 = 7.16になるはずです。問題のpHは7.19ですが、臨床的には近似した値と考えてよい範囲です。また、PaCO$_2$が高いときの公式は少し過大評価する傾向があります（表1のpHの変化分に着目してください）。

以上、$\triangle$HCO$_3^-$の反応と合わせて考えると、急性反応で間違いがないと判断できます。<u>酸塩基平衡では公式の数字にきっちりと合うことの方がまれと考えて、柔軟に対応することが大切です</u>（表1参照）。

> **答え** 急性代謝性代償反応 → 急性呼吸性アシドーシス

ただし、上記をすべて確認する必要はありません。いずれかで急性反応と診断がつけばOKです。少々怪しいと思う時は、いろいろな角度からチェックしましょう。

**⁇ 問題8** 次の呼吸性アシドーシスにおける代謝性代償反応が、急性代償（急性反応）か、慢性代償（慢性反応）か、を鑑別せよ。

pH：7.32　PaCO$_2$：50 mmHg　HCO$_3^-$：25.2 mmol/L

### 解答・解説

- **PaCO$_2$の増加分：$\triangle$PaCO$_2$は10 mmHg**
- **急性反応であれば；**
予測されるHCO$_3^-$増加分：$\triangle$HCO$_3^-$ = 0.1 × 10 = 1 mmol/Lとなり、HCO$_3^-$は正常値24mmol/L + 1 mmol/L = 25mmolで、問題の25.2mmol/Lにほぼ一

致し、急性反応と鑑別診断できます。

- **慢性反応であれば；**

予測されるHCO$_3$$^-$増加分：$\triangle$HCO$_3$$^-$ = 0.4 × 10 = 4 mmol/Lで、HCO$_3$$^-$は24mmol/L + 4 mmol/L = 28mmol付近になるはずで、慢性反応は支持されません。

- **pHの変化も急性であれば；**

$\triangle$pH = 0.08 × 10mmHg／10mmHg = 0.08となり、pH = 7.4 − 0.08 = 7.32になるはずです。問題のpHは7.33ですので、臨床的には同じ値と考えるべき範囲です。

したがって、$\triangle$HCO$_3$$^-$の反応と合わせて考えると、急性反応で間違いがないと判断できます。<u>酸塩基平衡では公式の数字にきっちりと合うことの方がまれと考えて、柔軟に対応することが大切です</u>（表1参照）。

**答え** **急性代謝性代償反応** → 急性呼吸性アシドーシス

ただし、上記をすべて確認する必要はありません。いずれかで急性反応と診断がつけばOKです。少々怪しいと思う時は、いろいろな角度からチェックしましょう。

**問題9** 次の呼吸性アシドーシスにおける代謝性代償反応が、急性代償（急性反応）か、慢性代償（慢性反応）か、を鑑別せよ。

pH：7.26  PaCO$_2$：80 mmHg  HCO$_3$$^-$：37.6 mmol/L

**解答・解説**

- **PaCO$_2$の増加分：$\triangle$PaCO$_2$は40 mmHg**
- **急性反応であれば；**

HCO$_3$$^-$増加分：$\triangle$HCO$_3$$^-$ = 0.1×40 = 4 mmol/Lとなり、予測HCO$_3$$^-$は正常値24mmol/L + 4 mmol/L = 28mmolで、問題の37.6mmol/Lに遠く及びません。

- **慢性反応であれば；**

$HCO_3^-$増加分：$\triangle HCO_3^- = 0.4 \times 40 = 16mmol/L$で、予測される$HCO_3^-$は24mmol/L ＋ 16mmol/L ＝ 40mmolとなります。問題の値である37.6mmolとは少し離れますが、急性反応の予測値28mmol/Lと比べると40mmol/Lは近似値と判断でき、この反応は慢性代償反応であると判断できます。実際に$PaCO_2$が高くなると計算値と実測値に誤差が生じやすくなります（係数を0.35で計算すると38.0mmol/Lになります）。表1の値をみても範囲内にあることが理解できます。

- **pHの変化も急性であれば；**

  $\triangle pH = 0.08 \times 40mmHg／10mmHg = 0.32$となり、予測される$pH = 7.4 - 0.32 = 7.08$になるはずですが、ここまでpH低下が起きていないので、pHの変化も慢性反応であることを支持しています。<u>酸塩基平衡では公式の数字にきっちりと合うことの方がまれと考えて、柔軟に対応することが大切です</u>（表2参照）。

  **答え** **慢性代謝性代償反応** → **慢性呼吸性アシドーシス**

ただし、上記をすべて確認する必要はありません。いずれかで慢性反応と診断がつけばOKです。少々怪しいと思う時は、いろいろな角度からチェックしましょう。

さて、ここまで理解できれば、初心者は十分に合格です。まず、コメディカルであっても研修医には負けないレベルといっていいでしょう（勝てるかも？）。

そこで、余力のある方は次の応用問題にチャレンジしてみてください。ここからが臨床医のレベルになってきます。

### ちょっとアドバンス①

**問題 10** ある慢性呼吸不全の患者の安定期における酸塩基平衡の所見が以下の通り。

pH：7.30　$PaCO_2$：70 mmHg　$HCO_3^-$：34.0 mmol/L

肺炎から喘息発作を併発し、呼吸状態は数時間で急性増悪した。そのときの$PaCO_2$は84 mmHgであった。急性増悪時のpHの変化と$HCO_3^-$の変化で可能性の高いものはどれか？

❶ pH：7.34　HCO₃⁻：30.0 mmol/L

❷ pH：7.25　HCO₃⁻：41.7 mmol/L

❸ pH：7.21　HCO₃⁻：34.4 mmol/L

### 解答・解説

　　この問題は呼吸性アシドーシスですが、基礎に慢性の代謝性代償反応がある
ところに、急性の代謝性の代償反応が加わったと考えなければなりません。問
いをひとつずつみていきましょう。

❶ 安定期よりもpHが上昇し、急性増悪で呼吸性アシドーシスが悪化した現象
　にはなり得ません。$HCO_3^-$も減少していてこれも急性反応として理屈が合
　いません。pHはアルカローシス側への動きですが、$PaCO_2$の上昇と$HCO_3^-$
　の減少はともにアシドーシス側への動きであり、とても奇妙なデータです。
　すなわち、急性増悪のデータとして適当ではありません【誤】。

❷ この変化は、$PaCO_2$が85mmHgのときに認められる慢性の代償反応の値と
　して妥当な数字です。詳細は割愛しますが、先の練習問題4と同じなので
　参考にして考えると理解できます【誤】。

❸ 急性増悪が急性反応であるとすると、$PaCO_2$が70mmHgから84mmHgに上
　昇する変化（$\triangle PaCO_2 = 14mmHg$）に見合う急性の$HCO_3^-$の変化は、

$$\triangle HCO_3^- = 0.1 \times \triangle PaCO_2 = 0.1 \times 14 = 1.4$$

　　　$HCO_3^-$の予測値は、

$$HCO_3^-予測値 = 安定期HCO_3^- + \triangle HCO_3^-$$
$$= 34.0mmol/L + 1.4mmol/L = 35.4mmol/L$$

　　　で、実測値34.4mmol/Lと近似します。

　　　急性のpH変化も、

$$\triangle pH = 0.08 \times \triangle PaCO_2／10mmHg$$
$$= 0.08 \times 14\ mmHg／10mmHg$$
$$\fallingdotseq 0.11$$

で予測されるpH ＝ 7.30 − 0.11 ＝ 7.19となり実測のpH7.21とも大差なく、変化
する方向も同じです。したがって、正解は❸になります。

第**6**章

緩衝について

**2** 呼吸性酸塩基平衡異常における代謝性代償の急性反応（急性代償）と慢性反応（慢性代償）

### ちょっとアドバンス②

**?問題11** 前問題のデータ❸が、救急搬送された直後の血液ガスデータとして示されたときどのように考えるか？　ただし、それ以前の酸塩基平衡の状態はわからないものとする。

❸ pH：7.21　$PaCO_2$：84 mmHg　$HCO_3^-$：34.4 mmol/L

#### 解答・解説

　実はこれは少々難しい問題です。前の問題の逆算で順序よく考えていくと解答を導くことができます。

① pHは7.21なので、アシドーシスです。

② 酸である$CO_2$が増加しているので、この反応はアシドーシス側への動きです。

③ 酸を中和する$HCO_3^-$は増加し相対的に酸が減っているので、この反応はアルカローシス側の動きです。

④ アシドーシスの原因は「酸である$CO_2$」が増加したことによる呼吸性アシドーシスで、代償性に代謝性アルカローシスが認められます。

　ここまでは前章で学習した通りです。

#### ① 急性か、慢性か

　ここからは、この代償が急性反応か、慢性反応か、を考え、次にその代償反応が$PaCO_2$の上昇に見合うものであるかどうかを検討します。

① $\triangle PaCO_2 = 44$mmHgなので、

$$急性代償　\triangle HCO_3^- = 0.1 \times \triangle PaCO_2 = 4.4mmol/L$$

$$予測HCO_3^- = 24（正常値）+ 4.4 = \textbf{28.4 mmol/L}$$

$$慢性代償　\triangle HCO_3^- = 0.4 \times \triangle PaCO_2 = 17.6mmol/L$$

$$予測HCO_3^- = 24（正常値）+ 17.6 = \textbf{41.6 mmol/L}$$

② $HCO_3^-$実測値である34.4mmol/Lは、ちょうど2つの予測値の中間に位置します。しかし、急性反応では$HCO_3^-$が30mmol/Lを超えることはなく、慢性の代償反応が起こっていると考えます。

③ しかし、慢性代償起こっているとすると$HCO_3^-$は41.6mmol/L程度になるは

208

ずで、実際の値34.4mmol/Lは少な過ぎると判断できます。そこで、考えるべきことは次の3つの事項となります。

(1) 慢性代償が起こりつつある途中経過である
(2) 慢性の代償反応に、急性の呼吸性アシドーシスが発生した
(3) 代謝性アシドーシスが併発している

1つずつ考えましょう。まず（1）は、救急搬送されてきた患者であり、まだ慢性の代償反応が起きていないか、もしくは、極めて早期であると考えると、理屈に合いません。急性発症していたならば、pHは7.1でHCO_3^-は28mmol/L程度になると推測されます。

次に（2）は、基礎に慢性呼吸不全で呼吸性アシドーシスと代謝性代償が存在していなければなりません。これは患者自身か家族に問診をして確認することができます。

（3）については、患者にショックや循環不全、他の臓器障害が発生していた場合に可能性があります。

ここでいろいろな予測式を使って酸塩基平衡異常を分析する方法を採用して、判断することもある程度は可能です。しかし、そのためにはまだまだ勉強する事柄が多くあり、一朝一夕には難しいと思います。

それよりも患者の状態と病歴をしっかり把握することで、上記の答えを導くことができます。そこで、臨床所見に着目してみましょう。

### ② 問診と患者観察から鑑別診断する

おそらく患者の既往歴には慢性呼吸不全があり、感冒などを契機に呼吸状態が悪化した既往があると思われます。あるいはどこかの医療機関にかかっていたと思われ、経過および内服薬を詳細に検討すべきです。そして、今回の症状が出現して、どれくらいの時間経過があったのかも問診すべきです。昨夕から状態が悪化して今朝救急搬送されたというような短時間の経過なら、新たに腎における慢性の代謝性代償が起きて、酸塩基平衡の結果を修飾している可能性は少ないと判断できます。

次に患者を観察して、循環動態が安定して、重篤な末梢循環不全が認められ

ず、臓器障害やショックの兆候もなければ、代謝性アシドーシスが進行している可能性は低いと推定できます。

　したがって、上記のような経過が確認されれば、（2）**慢性の代償反応に、急性の呼吸性アシドーシスが発生した**、と判断できます。そこで当然、治療上、次の疑問が生じます。

### ③ もとの慢性呼吸不全の安定期におけるPaCO$_2$はどれくらいだった？

　患者のHCO$_3^-$は34.4mmol/Lであったということから推測してみましょう。

　本患者は急性増悪しているので、HCO$_3^-$は安定期からわずかな増加しか起きていないと考えることが可能です。PaCO$_2$は急増して、多少は急性の代償変化でHCO$_3^-$は増加しているはずですが、そこは無視してHCO$_3^-$の増加はないものとして大雑把に考えましょう。そこで、次の慢性代償の式を立てます。

$$\triangle HCO_3^- = 0.4 \times \triangle PaCO_2$$

$$(34mmol/L - 24mmol/L) = 0.4 \times \triangle PaCO_2$$

両辺を0.4で割って、

$$10 / 0.4 = \triangle PaCO_2 \quad \therefore \triangle PaCO_2 = 25mmHg$$

したがって、

$$安定期PaCO_2 = 正常値 + \triangle PaCO_2$$
$$= 40mmHg + 25mmHg$$
$$= 65mmHg$$

　すなわち、救急対応としての治療は、安定期のPaCO$_2$である65mmHg付近になるように非侵襲的陽圧換気療法（non-invasive positive pressure ventilation；NPPV）を用いて換気補助をしながら、急性増悪の原因となった気管支肺炎の治療を開始すればよいことが理解できます。

　なお、連立方程式を立てて、急性増加分も含めて計算すると、PaCO$_2$は70mmHg 程度になると計算できますが、血液ガスは一度だけ検査するわけではないので、次回、次々回で修正を図っていけばよいことです。大まかに把握して、適切な治療を早期に開始するほうが臨床的には重要です。

# 3 呼吸性アルカローシス：代償の急性反応と慢性反応

　代償の急性反応と慢性反応を鑑別しなければならない状況の多くは高$CO_2$血症を伴う呼吸性アシドーシスです。これに対して、慢性の呼吸性アルカローシスは精神疾患など限られた領域でしか遭遇しないように思います。そこで、考え方は呼吸性アシドーシスと同じなのでポイントだけを示し、問題をしてみましょう。

---

**Point⑦**　重要 **：呼吸性アルカローシスの代謝性代償の急性反応**

急性の代謝性代償では、「酸を中和する$HCO_3^-$」の減少分（$\Delta HCO_3^-$）は、

$$\Delta HCO_3^- = 0.2 \times \Delta PaCO_2$$
$$HCO_3^- \text{ 代償限界：18 mmol/L}$$

---

**Point⑧**　重要 **：呼吸性アルカローシスの代謝性代償の慢性反応**

慢性の代謝性代償では、「酸を中和する$HCO_3^-$」の減少分（$\Delta HCO_3^-$）は、

$$\Delta HCO_3^- = 0.5 \times \Delta PaCO_2$$
$$HCO_3^- \text{ 代償限界：12 mmol/L}$$

---

**❓問題12**　下記の血液ガスデータを、どのように考えるか？　急性反応？　慢性反応？
　　　　　　pH：7.67　$PaCO_2$：15 mmHg　$HCO_3^-$：19 mmol/L

### 解答・解説

① pHは、7.67でアルカローシスです。

② 酸である$CO_2$は15mmHgと極端に低下し、アルカローシス側への動きです。アルカローシスの原因です。患者は過換気状態にあると判断できます。

③ 酸を中和する$HCO_3^-$も低下し、相対的に酸が増えるアシドーシス側への動きであり、代謝性の代償反応であると判断できます。

④ したがって、酸塩基平衡の結論は、呼吸性アルカローシス＋代謝性代償となります。

初心者でもここまでは正解してください。


　　さて、$PaCO_2$が正常40mmHg ⇒ 15mmHgまで低下（$\Delta PaCO_2$ = 25mmHg）
したときの代償反応を急性代償と、慢性代償とで検討してみましょう。
　まず、代謝性代償反応としてどれぐらい$\Delta HCO_3^-$が減少したのか実際に計算し
てみましょう。

　　　　$\Delta HCO_3^-$ ＝ 正常値の$HCO_3^-$ － 実際の$HCO_3^-$ ＝ 24 － 19 ＝ **5 mmol/L**…★

　　次に、$PaCO_2$の変化（$\Delta PaCO_2$）から予測される$\Delta HCO_3^-$の減少をポイント
⑦⑧を使って急性と慢性の場合で求めてみます。
＜急性反応＞

　　　　　　$\Delta HCO_3^-$ ＝ 0.2 × $\Delta PaCO_2$ ＝ 0.2 × 25 ＝ **5.0 mmol/L**

＜慢性反応＞

　　　　　　$\Delta HCO_3^-$ ＝ 0.5 × $\Delta PaCO_2$ ＝ 0.5 × 25 ＝ **12.5 mmol/L**

であり、本症例の$\Delta HCO_3^-$の変化（★）は急性反応に一致するので、急性の代
謝性代償が起こっていると結論できます。
　　もし、慢性の代謝性代償であるならば、$\Delta HCO_3^-$は12.5mmol/Lとなるはずで、
$HCO_3^-$の値は24 － 12.5 ＝ 11.5mmol/Lとなり、代償限界の12mmol/L付近の値
であると推定できます。そして、pHの低下は代償によって7.67から正常側に寄
って、7.5台になると推定できます。

---

**Point⑨** 〔**重要**〕：**これは覚えよう「讃岐（３抜き）の法則」 便利！**

　呼吸性酸塩基平衡異常における代謝性の代償の公式は、以下のように並べなおす
とその係数を記憶するのが楽です。

**急性呼吸性アシドーシス　　：$\Delta HCO_3^-$ ＝ 0.1 × $\Delta PaCO_2$**
**急性呼吸性アルカローシス：$\Delta HCO_3^-$ ＝ 0.2 × $\Delta PaCO_2$**
**慢性呼吸性アシドーシス　　：$\Delta HCO_3^-$ ＝ 0.4 × $\Delta PaCO_2$**
**慢性呼吸性アルカローシス：$\Delta HCO_3^-$ ＝ 0.5 × $\Delta PaCO_2$**

---

　なお、公式にはいろいろなものがあり、ここではもっとも簡便なものを採用してい
ますので、正確性には多少の問題があります。特に$PaCO_2$が大きく変化したときには
予測値にズレが生じやすくなります。

# 4 代謝性アシドーシスと代謝性アルカローシスの代償機転

> **質問** 代謝性アシドーシスと代謝性アルカローシスの代償機転に急性と、慢性の反応はありますか？

　答えは、**このような反応はありません**。アシドーシスとアルカローシスのいずれであっても呼吸性の代償機転は速やかに起こるために、急性反応や慢性反応といった区別はされません。強いていえば急性だけです。

　したがって、代償の公式も以下の２つになります。呼吸性の場合とは逆に代償する$PaCO_2$を求めることになります。古くからよく知られる公式は以下の通りです。

> **Point⑩** 　**重要**
>
> ■**代謝性アシドーシスにおける呼吸性代償**
> $$\Delta PaCO_2 = (1 \sim 1.3) \times \Delta HCO_3^-$$
> 　　　　　　　　代償限界：$PaCO_2$：15 mmHg

> **Point⑪** 　**重要**
>
> ■**代謝性アルカローシスにおける呼吸性代償**
> $$\Delta PaCO_2 = (0.5 \sim 0.9) \times \Delta HCO_3^-$$
> 　　　　　　　　代償限界：$PaCO_2$：60 mmHg

　つまり代謝性アシドーシスでは、$HCO_3^-$が10mmol/L程度減少すると$PaCO_2$を約10mmHg低下させるように過換気が起き、$HCO_3^-$が逆に10mmol/Lほど増加すると$PaCO_2$が約８mmHgほど増加するように換気抑制が起こるということを意味します。

　最近、もっと簡便で使いやすい公式を医師向けの酸塩基平衡の解説書で見つけたので紹介します。公式の意味するところは参考図書を参照してください（今井裕一．酸塩基平衡、水・電解質が好きになる．東京，羊土社，2007，p.202）。

> **Point⑫** **重要** :「マジックナンバー 15」
>
> $$PaCO_2 \text{ (mmHg)} = HCO_3^- \text{ (mmol/L)} +15$$
>
> **ただし、代謝性アシドーシス・代謝性アルカローシスに限る。**

> **Point⑬** **重要** :PaCO₂とpHの関係
>
> **7.○○の小数点以下の○○の数字はPaCO₂の値に一致する。**
> **ただし、代謝性アシドーシス・代謝性アルカローシスに限る。**
>
> **例）pH7.<u>30</u> ➡ PaCO₂ = <u>30</u> mmHg**

　非常に簡便で、pHの変化もチェックすることができます。こちらの方も便利ですが、pHと$HCO_3^-$が大きく変化したときには、このルールに沿わないこともしばしばです。代償限界などは先の公式のものが役に立ちます。では問題をやってみましょう。

**❓問題 13** 下記の血液ガスデータを、どのように考えるか？

　　　　pH：7.30　PaCO₂：30 mmHg　HCO₃⁻：15 mmol/L

### 解答・解説

① pH 7.30は、アシドーシスです。

② 酸である$CO_2$は40 ⇒ 30mmHgと減少し、これはアルカローシス側への動きで、過換気による呼吸性の代償反応と考えられます。

③ 酸を中和する$HCO_3^-$は24mmol/Lから15mmol/Lと減少し、相対的に酸が増加するアシドーシス側への動きとなり、アシドーシスの原因と考えます。

④ 酸塩基平衡の結論は、代謝性アシドーシス＋呼吸性代償になります。

ここまでは初心者でも正解できます。

さて、代償反応は適切なレベルでしょうか？

（1）ポイント⑩を使って、

　　　　$$\varDelta PaCO_2 = 1.0 \times \varDelta HCO_3^-$$

　　　　　　　　$$= 1.0 \times (24 - 15) = 9\,mmHg$$

214

となり、$PaCO_2$予測値は$40 - 9 = 31$mmHgで、実測値に近似します。

(2) ポイント⑫「マジックナンバー15」でも同じく、

$$PaCO_2 = HCO_3^- + 15$$
$$= 15 + 15 = 30 \text{ mmHg}$$

となります。

(3) ポイント⑬では、pH 7.30なので、小数点以下の数字が$PaCO_2$なので30mmHgとなり、これも合致します。

したがって、正常な代償機転が働いていると判断できます。

**?問題 14** 下記の血液ガスデータを、どのように考えるか？
pH：7.53　　$PaCO_2$：52 mmHg　　$HCO_3^-$：36 mmol/L

### 解答・解説

① pH 7.53は、アルカローシスです。

② 酸である$CO_2$は$40 \Rightarrow 52$mmHgに増加し、これはアシドーシス側への動きで、呼吸抑制による呼吸性代償反応と考えられます。

③ 酸を中和する$HCO_3^-$は24mmol/Lから36mmol/Lに増加し、相対的に酸が減少するアルカローシス側への動きなので、アルカローシスの原因と考えます。

④ 酸塩基平衡の結論は、代謝性アルカローシス ＋ 呼吸性代償になります。
ここまでは初心者でも正解してください。

さて、代償反応は適切なレベルでしょうか？

(1) ポイント⑪を使って

$$\varDelta PaCO_2 = 0.9 \times \varDelta HCO_3^-$$
$$= 0.9 \times (36 - 24) = 11 \text{ mmHg}$$

となり、$PaCO_2$予測値は$40 + 11 = 51$mmHgで、実測値に近似します。

(2) ポイント⑫「マジックナンバー15」でも同じく、

$$PaCO_2 = HCO_3^- + 15$$
$$= 36 + 15 = 51 \text{ mmHg}$$

第**6**章

緩衝について

**4** 代謝性アシドーシスと代謝性アルカローシスの代償機転

215

となり、この値も実測値に近似します。

（3）ポイント⑬ではpH7.53で、pHの小数点以下の数字がPaCO$_2$の値なので実測値52mmHgとほぼ合致します。

　したがって、正常な代償機転が働いていると判断できます。

　ここまでが理解できれば、初心者のレベルでは十分に合格です。ここからは臨床医が実際にベッドサイドで考える思考過程をちょっと体験してみてください。

　なぜこのような代償機転の確認作業が必要となるかというと、もう1つ別の酸塩基平衡異常が同時に発生していたときに、これを確かめるために必要になります。では、問題で解説してみましょう。

### ちょっとアドバンス

**問題15** 下記の血液ガスデータを、どのように考えるか？

　　　pH：7.51　PaCO$_2$：45 mmHg　HCO$_3^-$：35 mmol/L

### 解答・解説

① pH 7.51は、アルカローシスです。

② 酸であるCO$_2$は40 ⇒ 45mmHgに増加し、これはアシドーシス側への動きで、呼吸抑制による呼吸性代償反応と考えられます。

③ 酸を中和するHCO$_3^-$は、24mmol/Lから35mmol/Lに増加し、相対的に酸が減少するアルカローシス側への動きなので、アルカローシスの原因と考えます。

④ 酸塩基平衡の結論は、代謝性アルカローシス ＋ 呼吸性代償になります。

　さて、代償反応は適切なレベルでしょうか？　ポイント⑪を使って、

$$\Delta PaCO_2 = 0.9 \times \Delta HCO_3^-$$
$$= 0.9 \times (35 - 24) = 10 \text{ mmHg}$$

となり、PaCO$_2$予測値は40＋10＝50mmHgで、実測値45mmHgより少し大きい値になっています。ポイント⑫「マジックナンバー15」でも同じく、

$$PaCO_2 = HCO_3^- + 15$$
$$= 35 + 15 = 50 \text{ mmHg}$$

となり、この値も同様に実測値45mmHgより少し大きくなっています。ポイント⑬ではpH 7.51で、小数点以下の数字がPaCO₂なので予測としては51mmHgとなるはずですが、やはり実測値45mmHgより少し大きくなっています。

したがって、この症例では予測したPaCO₂より実測のPaCO₂が低いので、呼吸性のアルカローシスが同時に存在していると考えます。つまりこの症例は、代謝性アルカローシス＋呼吸性代償に加えて、呼吸性アルカローシスが合併した混合性障害と診断できます。

## ●メイロン®による代謝性アシドーシスの補正

本書は、治療について述べない方針なのですが、メイロン®だけは簡単に述べます。

重篤な代謝性アシドーシスでは、不整脈や心筋収縮力の低下など致死的な反応が認められ、呼吸性の代償も追いつかなくなるような場面があります。このようなときに、人為的に酸を中和する$HCO_3^-$を血管内に投与して、代謝性アシドーシスを改善する方法が「メイロン®（炭酸水素ナトリウム；$NaHCO_3^-$）」の投与です。すなわち、不足する「酸を中和する$HCO_3^-$」を正常に近づけることで、pHを是正することが目的です。正常に戻す標的組織は、細胞外液です。細胞外液には血液および組織液が含まれ、組織液は血液と平衡した状態（イケイケの状態）にあるので、組織液の$HCO_3^-$濃度は基

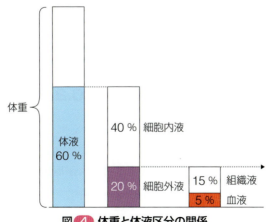

図❹ 体重と体液区分の関係

本的に血液と同じであると考えます。（図 4 ）

　すなわち、メイロン®の投与量は細胞外液全体の$HCO_3^-$濃度が正常に戻る量、言い換えると、細胞外液の$HCO_3^-$不足量を補う量になります。

■投与量を求めるために必要な項目

① 体重

② 細胞外液量

　　細胞外液量は体重の約20％なので、以下の式で求めます（図 4 ）。

　　　細胞外液量 ＝ 体重(kg)× 0.2

③ $HCO_3^-$ 不足量

　　マイナスのBEの値を用います。BEは$HCO_3^-$の正常値からの偏位量を表しているのを学習しましたね（詳細は138ページ）。

④ メイロン®の剤型

　　メイロン®には 7 ％メイロン®と8.4％メイロン®の 2 種類があります。なぜ、8.4％という中途半端な濃度かというと、8.4％でちょうど 1 mL ＝ 1 mmolになり、計算が便利なのです。 7 ％は製剤的に安定した薬剤なのですが、必要量を0.833で割り算（もしくは1.2倍）しなければなりません。

（1） 8.4％濃度： 1 mmol/L （もしくは 1 mEq）

　　　投与量は、BE（不足$HCO_3^-$）÷ 1 （要はそのままで計算不要）

（2） 7 ％濃度：0.833mmol/L

　　　投与量は、BE（不足$HCO_3^-$）÷ 0.833 （もしくはBE × 1.2）

■不足量の計算

細胞外液の$HCO_3^-$不足量の計算は以下で求めます。

## 細胞外液の$HCO_3^-$不足量 ＝ 体重(kg) × 0.2 × マイナスBEの数字

■投与量の計算

　投与の原則として半分ずつ補正をする（半量補正）が原則とされます。したがって、すべての不足を補う量に0.5もしくは 1 / 2 を掛けます。

＜8.4％メイロン®を使用する場合＞

   メイロン®投与量 ＝ 細胞外液の$HCO_3^-$不足量 × 0.5
              ＝ 体重 × 0.2 × BE × 0.5 … ①式
              （BEはマイナスの数字：絶対値）

＜７％メイロン®を使用する場合＞

   メイロン®投与量 ＝ 細胞外液の$HCO_3^-$不足量 × 0.5 ÷ 0.833（もしくは × 1.2）
              ＝ 体重 × 0.2 × BE × 0.5 ÷ 0.833（もしくは × 1.2）（BEは絶対値）

■簡易計算法

以上のように求めるのですが、メイロン®が必要とされるときは往々として急を要する場面なので、簡単な半量補正の目安を覚えておいてください。

＜体重50 kgなら＞
　メイロン®必要量 ＝ 5 × BE（７％メイロン®なら1.2倍）

＜体重60 kgなら＞
　メイロン®必要量 ＝ 6 × BE（７％メイロン®なら1.2倍）

以下、同様です。要は①式を簡略化しただけです。

■投与方法

　投与速度は、原則として２mmol/分（100mmol/時）以下とされています。特に新生児に高濃度液を投与すると、頭蓋内出血を起こしたという報告があり、必要最少量を注射用水で２％以下に希釈して、緩徐に（１mmol/分以下）投与するように指示されています。

　このほかにメイロン®の投与については、いくつかの注意が必要です。

　　① 呼吸性アシドーシスには禁忌
　　② 心肺蘇生時の使用は、生命予後を改善しない
　　③ 細胞内は逆に、アシドーシスになる危険性がある
　　④ 組織への酸素供給を悪くする（S字カーブの左方移動）
　　⑤ 一時的に$PaCO_2$の上昇を認める
　　⑥ ドパミン塩酸塩やエピネフリン®などのカテコールアミン系薬剤と同じラインから投与するとこれらの薬剤を不活化する

⑦ 血管外へ漏れると、組織壊死を起こす危険性がある

⑧ 低カリウム血症、低カルシウム血症を引き起こす危険性がある

⑨ Na（ナトリウム）の負荷過剰になる危険性がある


## まとめ

表 ❸ 代償変化予測式（目安）

| 酸塩基平衡 | | 代償変化 | 予測値 | 限界値 |
|---|---|---|---|---|
| 代謝性アシドーシス | | $PaCO_2\downarrow$ | $\Delta PaCO_2=(1.0\sim1.3)\times\Delta HCO_3^-$ | $PaCO_2=15\ mmHg$ |
| 代謝性アルカローシス | | $PaCO_2\uparrow$ | $\Delta PaCO_2=(0.5\sim0.9)\times\Delta HCO_3^-$ | $PaCO_2=60\ mmHg$ |
| 呼吸性アシドーシス | 急性 | $HCO_3^-\uparrow$ | $\Delta HCO_3^-=0.1\times\Delta PaCO_2$ | $HCO_3^-=30\ mmol/L$ |
| | 慢性 | $HCO_3^-\uparrow$ | $\Delta HCO_3^-=0.4\times\Delta PaCO_2$ | $HCO_3^-=42\ mmol/L$ |
| 呼吸性アルカローシス | 急性 | $HCO_3^-\downarrow$ | $\Delta HCO_3^-=0.2\times\Delta PaCO_2$ | $HCO_3^-=18\ mmol/L$ |
| | 慢性 | $HCO_3^-\downarrow$ | $\Delta HCO_3^-=0.5\times\Delta PaCO_2$ | $HCO_3^-=12\ mmol/L$ |

【$CO_2$の呼吸代償は速やかに起こるために急性・慢性は区別されない】


**コラム**　**焦るなかれ！**

　少し内容が難しくなりました。一読してわからなくても焦ることは
ありません。実際のデータをもとにまずは前章までの基本解析をしっかりマスタ
ーして反復練習をしてください。すると、代償機転がどのようになっているのか、
必ず疑問に思えてくるようになります。そのときにもう一度読み直してください。
すると、もっと詳しく知りたくなります。そして、さらに勉強すると、本書の練
習用仮想問題のなかに実際のデータとして相応しくないものがあることに気づく
はずです。

# 5 電解質と緩衝系①：カリウムイオン〔K⁺〕

　電解質も緩衝系に大きく関与します。まず**カリウムイオン〔K⁺〕**からです。細胞外液および血漿中カリウムイオンの正常値は3.5 〜 4.5mEq/Lです。一方、細胞内にカリウムイオンは非常に多く、その濃度は100mEq/Lもあります。言い換えると、細胞内はカリウムイオンの非常に大きな貯蔵庫といえます。そして、酸塩基平衡異常が生じた場合、この大きな貯蔵庫は、同じ陽イオンである水素イオン≒酸の「一時預かり」もしくは「一時貸し出し」をする銀行のような場所として利用されます（図5）。

　いま、アシドーシスが発生して、細胞外液および血漿中に酸そのものの水素イオン〔H⁺〕が増えたときに、細胞自体も緩衝機能を発揮します。すなわち、細胞外から水素イオン〔H⁺〕を細胞内に取り込んで、代わりにカリウムイオン〔K⁺〕を細胞外液に排出して、細胞外がアシドーシスに傾くのを緩衝します（図6）。このとき取り込むだけなら、細胞内に陽イオン（プラスイオン）が増えて、電気的に細胞内がプラスに帯電して、人間電池もしくは電気ウナギならぬ電気人間になってしまいます。つまり、陽イオンを細胞内外で交換するかたちで、細胞内の電気的バランスをとっています。

　したがって、細胞内外の〔K⁺〕と〔H⁺〕の交換は、酸塩基平衡異常が発生したときの代償機転となっています。アシドーシスでは〔H⁺〕を細胞内に入り込んで、代わりに細胞内の〔K⁺〕は細胞外に出て行き、細胞外の〔H⁺〕濃度は減少し、反対に細胞外液（血液）のカリウムイオン〔K⁺〕濃度は上昇します。逆に、アルカローシスでは細胞外の〔H⁺〕が減少するために、まったく逆の現象が起きて血液中の〔K⁺〕濃度は低下します。

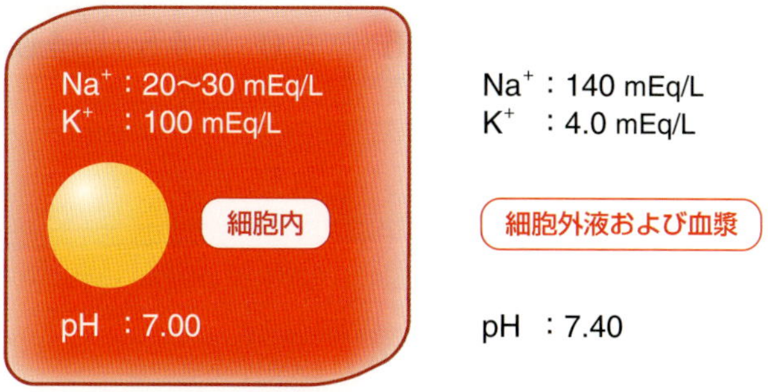

Na⁺ : 20〜30 mEq/L
K⁺ : 100 mEq/L

細胞内

pH : 7.00

Na⁺ : 140 mEq/L
K⁺ : 4.0 mEq/L

細胞外液および血漿

pH : 7.40

図5 細胞内と細胞外液におけるNa⁺、K⁺、pHの数値

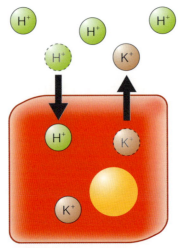

図 ⑥ 細胞外がアシドーシスに傾くのを緩衝する

### Point⑭ 重要・基礎

**アシドーシスでは血漿中の〔K⁺〕濃度は上昇する。**
**アルカローシスでは血漿中の〔K⁺〕濃度は減少する。**

　その程度は、pHが0.1の増減をすれば、〔K⁺〕は0.5〜0.6mEq/L変化するといわれています。報告によって変化率は異なりますが、ここでは簡単に0.5mEq/Lの変化とします。正常のカリウムイオン濃度が4.0mEq/Lとすると、pHの変化による〔K⁺〕の濃度変化は表4のようになります。

表 ④ pHの変化による〔K⁺〕の濃度変化

| 細胞外液pH | 7.0 | 7.1 | 7.2 | 7.3 | 7.4 | 7.5 |
|---|---|---|---|---|---|---|
| 血液中〔K⁺〕濃度 | 6.0 | 5.5 | 5.0 | 4.5 | 4.0 | 3.5 |

**Point⑮** 重要

pHの0.1の変化によって、〔$K^+$〕は0.5 mEq/L程度増減する。

アシドーシスでは増加、アルカローシスでは減少する。

公式は以下であるが、順序立てて考える方が確実で間違いがない。

予測〔$K^+$〕 = 現在の〔$K^+$〕 − 〔（$\Delta$pH / 0.1）× 0.5〕

（$\Delta$は変化分という意味）

**問題 16** pH変化後のカリウムイオン〔$K^+$〕の濃度を予測せよ。

❶ pH 7.40 〔$K^+$〕= 3.5 ⇒ pH 7.20 〔$K^+$〕= ?

❷ pH 7.35 〔$K^+$〕= 4.0 ⇒ pH 7.45 〔$K^+$〕= ?

❸ pH 7.40 〔$K^+$〕= 4.0 ⇒ pH 7.15 〔$K^+$〕= ?

### 解答・解説

❶ pHは7.40から7.20まで低下したので、pHの変化は0.2。

pHの0.1で〔$K^+$〕は0.5mEq/L変化するので〔$K^+$〕の変化は1.0mEq/L。

アシドーシス側への変化なので、〔$K^+$〕は1.0mEq/L増加することになり、

∴ **予測〔$K^+$〕= 3.5 + 1.0 = 4.5 mEq/L**

予測式なら、$\Delta$pH = −0.2、予測〔$K^+$〕= 3.5 −（−0.2 ／ 0.1）× 0.5 = 4.5

❷ pHは7.35から7.45まで上昇したので、pHの変化は0.1。

pHの0.1で〔$K^+$〕は0.5mEq/L変化するので〔$K^+$〕の変化は0.5mEq/L。

アルカローシス側への変化なので、〔$K^+$〕は0.5mEq/L減少して、

∴ **予測〔$K^+$〕= 4.0 − 0.5 = 3.5 mEq/L**

予測式なら、$\Delta$pH = ＋0.1、予測〔$K^+$〕= 4.0 −（＋0.1 ／ 0.1）× 0.5 = 3.5

❸ pHは7.40から7.15まで低下したので、pHの変化は0.25。

pHの0.1で〔$K^+$〕は0.5mEq/L変化するので〔$K^+$〕の変化は1.25mEq/L。

アシドーシス側への変化なので、〔$K^+$〕は1.25mEq/L増加することになり、

∴ **予測〔$K^+$〕= 4.0 + 1.25 = 5.25 mEq/L**

予測式なら、$\Delta$pH = −0.25、予測〔$K^+$〕= 4.0 −（−0.25 ／ 0.1）× 0.5 = 5.25

さて、カリウムイオン〔$K^+$〕が変化するのは、酸塩基平衡異常だけではありません。

腎不全では〔$K^+$〕は上昇し、絶食や体液ロスでは低下します。そこで、〔$K^+$〕の変化が酸塩基平衡異常によるものか、それ以外の要因で変化しているのかを鑑別する必要が出てきます。そこで次の問題をしてみましょう。

**問題 17** 酸塩基平衡の代償機転による〔$K^+$〕の変化以外に、〔$K^+$〕の代謝・排出異常を伴っているものをあげよ。

❶ pH：7.15 　〔$K^+$〕= 5.0

❷ pH：7.10 　〔$K^+$〕= 4.0

❸ pH：7.55 　〔$K^+$〕= 5.25

### 解答・解説

pHが正常の7.4に戻ったと考えて、代償の影響を受けないときの〔$K^+$〕値を予測します。そして、その時の〔$K^+$〕の値が正常か否かで判断します。

❶ pHが7.15から正常の7.4に戻ると考えると、pHは＋0.25増加するアルカローシス側への動きになります。pH変化0.1で〔$K^+$〕は0.5mEq/L変化するので、〔$K^+$〕の変化は1.25mEq/L減少することになります。

∴ pHが7.4のときの予測〔$K^+$〕は、5.0 − 1.25 = 3.75 mEq/L

予測式なら、予測〔$K^+$〕= 5.0 −（＋0.25 ／ 0.1）× 0.5 = 3.75mEq/L

したがって、pHが是正されると正常範囲に戻り、〔$K^+$〕の代謝・排出異常は認めないと考えます。

❷ pHが7.10から正常の7.4に戻ると考えると、pHは＋0.3増加するアルカローシス側への動きになります。pH変化0.1で〔$K^+$〕は0.5mEq/L変化するので、〔$K^+$〕の変化は1.5mEq/L減少することになります。

∴ pHが7.4のときの予測〔$K^+$〕は、4.0 − 1.5 = 2.5 mEq/L

予測式なら、予測〔$K^+$〕= 4.0 −（＋0.3 ／ 0.1）× 0.5 = 2.5mEq/L

したがって、実際には元来低カリウム血症が存在していたと考えます。アシドーシスによって低カリウム血症がマスクされた結果になっています。アシドーシスが存在するにもかかわらず、血中の〔$K^+$〕が正常範囲にある場合、もしくは低カリウム血症が認められる場合には、腸瘻や腎臓から〔$K^+$〕を大量に喪失している状況を疑います。特に腎の場合は、尿細管性アシドーシスを疑わなくてはいけません。

❸pHが7.55から正常の7.4に戻ると考えると、pHは−0.15減少するアシドーシス側への動きになります。pH変化0.1で〔$K^+$〕は0.5mEq/L変化するので、〔$K^+$〕の変化は0.75mEq/L増加することになります。

　　∴ pHが7.4のときの予測〔$K^+$〕は、5.25 ＋ 0.75 ＝ 6.00 mEq/L

　　予測式なら、予測〔$K^+$〕 ＝ 5.25 −（−0.15 ／ 0.1）× 0.5 ＝ 6.00mEq/L

　　したがって、危険なレベルの高カリウム血症が存在していることになり、腎不全やカリウムの過剰投与などが存在しないか検討し、直ちに高カリウム血症に対する治療を開始しなければなりません。

---

### サイエンスボックス　血漿カリウム、血清カリウム？

　血漿カリウムや血漿ナトリウムという言葉の意味は理解できますが、一般には使用されません。外来や病棟でまとめて行われる一般採血の静脈血検体は、通常一度凝固させて血球成分とフィブリンを遠心分離で取り除き、残りの上清（この上澄みが血清）を検査します。つまり、血清を検査するために血清カリウムということになります。

　一方、血漿は抗凝固薬を入れて血球成分だけを取り除いたものです。最近、血液ガス採血用シリンジは抗凝固薬のヘパリンがコーティングされていて、新しい検査装置では、全血のまま電解質も測定が可能になっています。この場合、厳密には血漿カリウムを測定していることになります。

　電解質の場合には臨床的にどの測定方法でも、値の信頼性に問題はありません。したがって、慣習的に血清カリウムという表現の方が多く用いられているだけです。血漿はplasma、血清はserumで、検体処理で値が影響される検査項目の場合、頭にp-○○、s-○○と付けて区別されます。どちらか迷うときは「血中カリウム」で問題はありません。

　血液の浸透圧は、多くの教科書で「血漿浸透圧」という言葉が使われ、あまり「血清浸透圧」とはいいません。しかし、血液浸透圧の検査に提出する検体は、抗凝固薬を含まないプレーンの採血スピッツに入れて提出し、血清で検査されています。いつも不思議に思いますが、臨床ではこれくらいの違いは大丈夫なのです。

　電解質の理解も最初は大まかに、「ザックリ or 大雑把」に全体像を把握することから始めるのがよいでしょう。

# 6 電解質と緩衝系②

　体内には、数多くの電解質があります。「電解」ですので、イオン化している物質です。イオン化すると、そこには陽イオンと陰イオンが発生します。陽イオンの代表的なものは〔$H^+$〕、〔$K^+$〕で、右肩に（＋）プラス記号が付きます。陰イオンの代表的なものは〔$HCO_3^-$〕、〔$Cl^-$〕で、右肩に（－）マイナス記号が付きます。陽イオングループと陰イオングループの両者の電荷（＋や－の数）に差が生じると、（＋）と（－）のバランスが崩れて両者の間には電気が流れます。したがって、神経細胞を除くと、細胞内外の陽イオンの和と陰イオンの和は等しくなっています。それを図7で表すと、たびたび教科書で見る図になります。この図は陽イオングループと陰イオングループの高さが同じであることで、両者が釣り合っていることを表現しています。

　さて、図7の陽・陰の両グループのタワーの最上階には、なんと酸〔$H^+$〕と塩基〔$HCO_3^-$〕が両者にまたがって乗っています。これは、「もしどちらかのグループに過

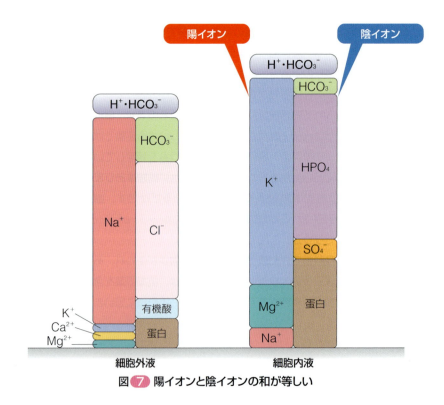

図 7　陽イオンと陰イオンの和が等しい

不足が生じたとき、酸塩基平衡が動いて、両者の差を是正します」ということを表現しています。つまり、

> **Point⑯** 〔重要〕
>
> ## 電解質にアンバランスが生じると、酸塩基平衡も動くということです。

　前節で学習したカリウムイオン〔$K^+$〕も、この図7で考えることが可能です。すなわち、右の細胞内液の陽イオン〔$K^+$〕が減少すると、陽陰バランスをとるために酸である水素イオン〔$H^+$〕が代償的に増加したと、言い換えることができます。

　では、1つ問題をしましょう。

**？問題 18**　嘔吐が続き、胃液を喪失したために血清クロール値が低値となった場合、酸塩基平衡はどのような変化を来すか？

### 解答・解説

　血清クロール〔$Cl^-$〕は細胞外液の変化なので、細胞外液の電解質に着目します（図8左：正常）。いま、嘔吐によって図8右のように陰イオンのクロールイオン〔$Cl^-$〕が低下すると、陽イオンとのバランスを維持すべく、$HCO_3^-$が増加して陰イオングループの総量を保ちます。つまり、「酸を中和する$HCO_3^-$」が増加する代謝性アルカローシスが出現します。このような代謝性アルカローシスを「**低クロール性（代謝性）アルカローシス**」といいます。

　逆に高クロール血症では、これと逆の動きが起こり、「**高クロール性（代謝性）アシドーシス**」が起こります。これは尿細管性アシドーシスで認められる異常です。ただし、尿細管性アシドーシスでは、高クロール血症が先行してアルカローシスになるのではなく、障害された尿細管では$HCO_3^-$の再吸収が困難になると同時に、クロールイオン〔$Cl^-$〕の排出も困難になるという障害が起きています。つまり、高クロール血症は代償反応だけではなく、原因の1つともいえます。

第6章　緩衝について

6　電解質と緩衝系②

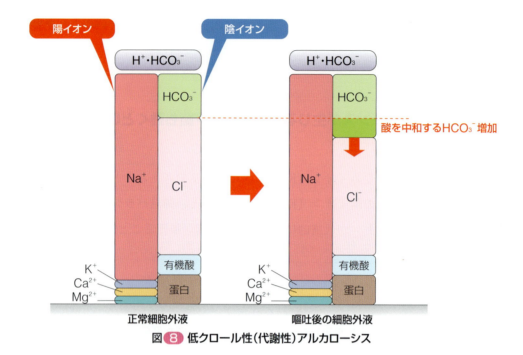

図 8 低クロール性（代謝性）アルカローシス

**? 問題 19** 糖尿病患者が意識障害を来した。高血糖とケトン臭を認め、尿中ケトン体は（3+）であった。このときの酸塩基平衡の異常は？

**解答・解説**

　この状態は、試験の山中の山である「糖尿病性ケトアシドーシス」です。

　インスリン不足による糖代謝異常によって、脂肪がエネルギーとして動員される結果、ケトン体（ケト酸）と呼ばれる有機酸が血中に増加します。有機酸は陰イオンなので、陰イオングループのバランスをとるために$HCO_3^-$は減少します（図9）。したがって、酸を中和する$HCO_3^-$が減少する代謝性アシドーシスが発生することになります。なお図9左正常の細胞外液のイオン図は、図8左正常と全く同じものですが、わかりやすくするために陰イオングループの$Cl^-$と有機酸の順序を入れ替えただけのものです。

　このように電解質異常は、容易に酸塩基平衡異常を引き起こします。ここから先に進むには、さらに電解質・体液、腎臓病学についても知識を広げる必要があります。背伸びをしたい方は、ぜひチャレンジをしてください。

　また、ここでもうお腹が一杯という方は、次項はさらっと流し読みしていただいてもOKです。

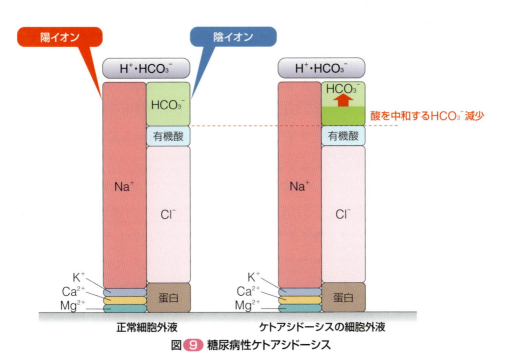

図 9 糖尿病性ケトアシドーシス

> **ちょっとアドバンス**　アニオンギャップ

　私たちが検査で知ることができる電解質は、細胞外液（血液）の電解質のみです。さらに、イオン化した電解質のうち日常的に測定できるものは限られています。つまり、ナトリウムイオン〔Na⁺〕、カリウムイオン〔K⁺〕、クロールイオン〔Cl⁻〕、重炭酸イオン〔HCO₃⁻〕のみです。

　225ページのサイエンスボックスで、電解質は「ザックリ or 大雑把」といいましたが、実は先人の臨床家たちもそれを忠実に実行しています。すなわち、先人達は細胞外液の陽イオングループと陰イオングループを以下の図10のように「ザックリ or 大雑把」に書き換えました。彼等はきっと以下のように考えたと思います。

【先人達の会話】
① Mg²⁺、Ca²⁺や有機酸など、普通に測定できないものは無視しよう。
② ついでに4.0mEq/Lしかないカリウムイオン〔K⁺〕も無視しよう。
③ 無視した部分はあとで適当に誤魔化そう。
④〔Na⁺〕と〔Cl⁻〕と〔HCO₃⁻〕の3つの項目だけではバランスがとれないので、誤魔化した項目を1つにまとめて不足分としよう。

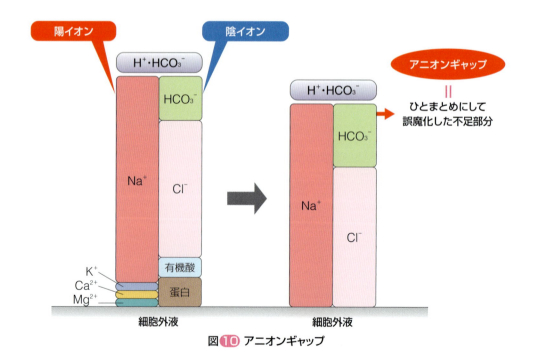

図⑩　アニオンギャップ

⑤「ひとまとめにして誤魔化した不足分」の中に異常が生じた場合、この異常を知るには、逆に〔Na$^+$〕−｛〔Cl$^-$〕＋〔HCO$_3^-$〕｝の値を調べて、大き過ぎたり、小さ過ぎたりしたら異常があると考えよう。

⑥「ひとまとめにして誤魔化した不足部分」というのはちょっとマズイので、何か医学用語のような格好良い名前をつけよう。

⑦ そうだ！　アニオンギャップ（anion gap：陰イオン部分の空白もしくは欠落という意味）にしよう。

　前記の記述は私が書いたフィクションですが、考え方は間違っていません。つまり、アニオンギャップは日常的に測定できる項目のみで、それ以外の部分の異常を知ろうとするものです。

　したがって、アニオンギャップには無視した項目の異常、おもには陰イオンの有機酸の異常が表現されます。アニオンギャップの求め方と正常値は以下の通りです。

> **Point⑰　アニオンギャップ**
>
> アニオンギャップ（AG）＝〔Na$^+$〕−〔Cl$^-$〕−〔HCO$_3^-$〕
>
> 　　　　　　　　　　　　正常値：12 ± 2 mEq/L

### ●アニオンギャップの活用

　前節で述べた2つの代謝性アシドーシスをもう一度提示します。以下の2つの代謝性アシドーシスを鑑別するときにもアニオンギャップを活用します。

　　① 尿細管性アシドーシス（高クロール性アシドーシス）

　　② 糖尿病性ケトアシドーシス

　この2つを、アニオンギャップの図11で表示すると以下のようになります。

■尿細管性アシドーシスでは有機酸などに変化は認められず、アニオンギャップは変化せずに正常範囲に留まっています。したがって、アニオンギャップが正常であることは有機酸の増加は関与せず、クロールイオンCl$^-$と重炭酸イオンHCO$_3^-$の変化に起因する代謝性アシドーシスであることを教えてくれています。そして尿中のHCO$_3^-$増加（尿pHのアルカリ化）と高クロール血症を確認できれば、尿細管性アシドーシスを疑って診断を進めることができます。

第**6**章

緩衝について

**6** 電解質と緩衝系②

231

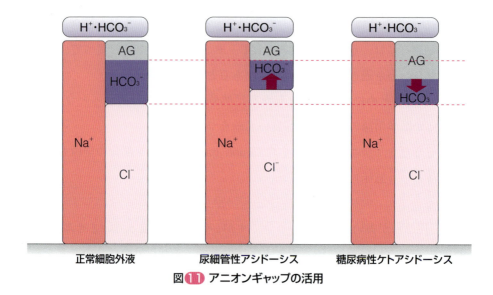

図11 アニオンギャップの活用

■糖尿病性ケトアシドーシスではアニオンギャップは増大し、アシドーシスの原因は有機酸の増加によるものと判断できます。高血糖に加えて尿中や血中にケトン体が確認できれば、糖尿病性ケトアシドーシスと診断できます。

なお、アニオンギャップの異常は増大することがほとんどです。減少する場合は、おもに低アルブミン血症でその他は特殊な場合に限られます。いずれにしても減少する場合は、詳しい方や専門家に相談しましょう。

> **コラム　アニオンギャップが消える日**
> 　もし将来、すべての陽イオン・陰イオンが簡便に、迅速に、かつ安価に測定できるようになれば、アニオンギャップは消えてなくなると私は想像しています。

# 7 緩衝系のまとめ

緩衝系はHCO₃⁻他にも存在します。メジャーではありませんが、マイナーであっても腎障害や重篤な酸塩基平衡の異常が起こったときに、大切な補佐役として働きます。

> **Point⑱**
> 1. 重炭酸イオン$HCO_3^-$と同じく、弱酸であるリン酸$H_2PO_4^-$も酸を緩衝する機能を有しますが、量的に少なく、通常は無視されます。
> 2. 多くのたんぱく質は陰イオン化して存在するために、酸〔$H^+$〕と結合することで、緩衝機能を発揮します。

血液の緩衝系の中で、各緩衝系がそれぞれどの程度の割合を占めているのかを示すデータがあります。緩衝系全体を100%として示すと右のようになります。

| 重炭酸系 | 約65% |
|---|---|
| ヘモグロビン系 | 約30% |
| 血漿蛋白系 | 約5% |
| リン酸系 | 約5% |

ただし、緩衝能力はヘモグロビン系が圧倒的に強く、量的には30%（右表）であっても、実際の緩衝能力に換算するとヘモグロビン系だけで全体の7割強を発揮していることになります。このデータは赤血球がいかに重要な臓器であるかということを示しています。

## ❶ 緩衝反応に要する時間

各緩衝作用が効果を発揮するまでの時間はそれぞれで異なります（図12）。おおよ

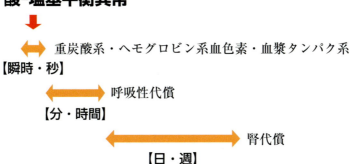

**図12** 緩衝系の分担とその作用発現までの時間

その時間を知っておく必要があります。

## ❷ 体感できる緩衝系の量

緩衝系の割合が○○％、緩衝能力が△△といわれても、いったいどの程度のものなのか理解することができません。そこで、実際に私たちの緩衝系がどれくらいあるかを体感できる実験をしました。

### ● 学生実習班対抗　非常階段トライアル

対象：某A医科大学医学部5年生（甲種合格の健康な男女）
　　　各臨床実習班でもっとも点数の悪かった学生1名、計30名。
方法：非常階段を使い、2階ICUから最上階13階まで駆け上がり、折り返して地下1.5階まで一気に下り、再び2階ICUまで全力疾走する。ただし、300秒以上を要する班は再トライ（平均値180秒）。
採血：ICU到着の直後に動脈血血液ガス採血をICU医師が実施する。

**問題20**　さて、皆さんはどれくらいのデータになっていると思われますか？　解答を見る前に想像したデータを書きとめておいてください。

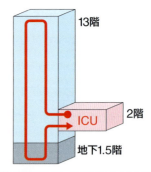

図13　非常階段トライアル後の血液ガスデータ

### 解答・解説

恐ろしいデータです。健康な青年男女でも、わずか180秒間ほど全力で運動するだけで重炭酸系の緩衝系は限界値に達し、ほぼ枯渇していることがわかります。pHは平均で7.184ですが、何人かは7.0台に入っていました。全員が某A医大（正確には防衛医科大学校）の学生で、厳格な身体検査に合格し（軍隊用語では甲種合格といいます）、日々訓練している健康な学生であってもこのような結果になります。

言い換えると、私たちは非常に精巧な緩衝系を持っていますが、その量は決して多くはなく、常に更新されていなければ、致命的な経過をたどるといえます。

| 結果 | 平均時間(秒) 172 ± 27 秒 |
|---|---|

| | | | |
|---|---|---|---|
| pH | 7.184 | ± | 0.045 |
| $PaCO_2$ | 34.3 | ± | 4.3 mmHg |
| $HCO_3^-$ | 12.6 | ± | 2.4 mmol/L |
| BE | −15.0 | ± | 2.7 mmol/L |

　一方で、その酸塩基平衡が元に戻るのも健康であれば実に速やかです。これほどの代謝性アシドーシスであっても、トライアルに参加した学生たちは、20分ほどで元通り元気になります（乳酸の処理は少し遅れるので、ちょっとバテ気味ですが）。

　ICUのベッド上で重篤なアシドーシスに陥っている昏迷患者に対して、「言うことを聞かない患者さん」、「ぶっきらぼうな患者さん」と文句を言うスタッフがいますが、そんな方は、非常階段トライアルをしてみればわかります。トライアル直後のこのようなアシドーシスが存在する状態下で、私が「この酸塩基平衡はアシドーシスですか？」と質問すると、必ず「今は答えられない」、「後にして！」というはずです。


　酸塩基平衡の奥はまだまだ深いのですが、いきなり深みにいくと溺れることになります。このあたりまでをしっかり習得すれば、十分に臨床で実践できます。

　最後に、練習問題を付けましたので、頑張って挑戦してみてください。健闘を祈ります。

第 **7** 章

# 練習問題

　練習問題にトライしてみてください。最初に、酸素に関する練習問題、次に酸塩基平衡を含めた実際の臨床データに関する問題、そして最後に、酸素と二酸化炭素の面白クイズがあります。

## 練習問題

## ① 酸素に関する練習問題

**【問題1】** 正常値と単位を書き込んでください。

■動脈血 　　　　　$PaO_2$ : _____

　　　　　　　　　$SaO_2$ : _____

　　　　　　　　　$PaCO_2$ : _____

■ 混合静脈血 　　 $P\bar{v}O_2$ : _____

　　　　　　　　　$S\bar{v}O_2$ : _____

　　　　　　　　　$P\bar{v}CO_2$ : _____

**【問題2】** 次の症例のうち、P/F（レシオ）が急性呼吸窮迫症候群（acute respiratory distress syndrome；ARDS）の中等症の基準（100 〜 200 mmHg）に入る症例はどれですか？

症例① 　room air（$F_IO_2$ : 0.2）　　$PaO_2$ : 　56 mmHg

症例② 　$F_IO_2$ : 0.8　　　　　　　$PaO_2$ : 124 mmHg

症例③ 　吸入気酸素濃度：40 %　　$PaO_2$ : 　96 mmHg

**【問題3】**

① 大気の吸入気酸素分圧（$P_IO_2$）を求めてください。条件はBTPS（37 ℃ 1 気圧水蒸気飽和）とします。

② 大気呼吸をする患者の動脈血血液ガス分析で以下のデータが得られました。肺胞気酸素分圧（$P_AO_2$）を求めてください。

　　　　　$PaO_2$ 　: 100 mmHg

　　　　　$PaCO_2$ : 　40 mmHg

　可能ならば、呼吸商R = 0.8でも計算をしてみてください。

③ A-a$DO_2$（肺胞動脈血酸素分圧較差）を求めてください。

**【問題4】** どちらの症例の動脈血酸素含量がより多いでしょうか？

症例① ヘモグロビン濃度（Hb）：12 g/dL

　　　　大気呼吸　$SpO_2$ 98 %　P/F（レシオ）：500 mmHg

症例② ヘモグロビン濃度（Hb）：15 g/dL

　　　　吸入気酸素濃度40 %　$SpO_2$ 94 %　P/F（レシオ）：300 mmHg

**練習問題**

【問題5】　次の文章で正しいものは、a～eのどれでしょうか?

① 同じ$PaO_2$であっても、アシドーシスが存在すると$SaO_2$は低くなる。

② 健常人のミトコンドリア内の酸素分圧は1 mmHg以下である。

③ 酸素解離曲線はアシドーシス、体温上昇などが存在すると左に偏位する。

④ 正常な状態にある組織の酸素分圧は40 mmHg以上に維持される。

⑤ 片側挿管（片肺換気）では、100 %酸素で換気をしても$SpO_2$は通常90 %未満である。

　a) ①②③　　b) ①②⑤　　c) ②③④　　d) ②④⑤　　e) ③④⑤


【問題6】　ベンチュリーマスクの出口流量（総流量）を求めてください。ただし、大気の酸素濃度は20 %とします。

① 40 %ベンチュリーマスク　酸素流量 15 L/分

② 50 %ベンチュリーマスク　酸素流量 10 L/分

③ 25 %ベンチュリーマスク　酸素流量　8 L/分


【問題7】　次の酸素投与器具と酸素流量の組み合わせで、吸入気酸素濃度を正確に規定できるものは、a～eのどれでしょうか?　ただし、患者の呼吸回数は12～15 回/分、吸気流量は40～60 L/分で、ある程度変動するものとします。

| 【酸素投与器具】 | 【酸素流量】 | 【吸入気酸素濃度】 |
|---|---|---|
| ① 単純顔マスク | 6 L/分 | 40 % |
| ② 40 %ベンチュリーマスク | 15 L/分 | 40 % |
| ③ リザーバー付蘇生バッグ・マスク | 15 L/分 | 100 % |
| ④ リザーバーマスク | 5 L/分 | 80 % |
| ⑤ 鼻カヌラ | 5 L/分 | 30 % |

　a) ①②　　b) ①⑤　　c) ②③　　d) ③④　　e) ④⑤

第**7**章

練習問題

239

# 練習問題

## ② 酸塩基平衡の基礎問題

### 初級編

【問題1】　酸塩基平衡の結論を導いてください

　　問題の酸塩基平衡異常は故意に1つの因子しか変化させていません。そこで、余力のある方は、代償が起きるならばどのような反応が起きるか考えてみてください。

① pH：7.4　　PaCO$_2$：40 mmHg　　HCO$_3^-$：24 mmol/L

② pH：7.2　　PaCO$_2$：40 mmHg　　HCO$_3^-$：18 mmol/L

③ pH：7.5　　PaCO$_2$：40 mmHg　　HCO$_3^-$：36 mmol/L

④ pH：7.3　　PaCO$_2$：50 mmHg　　HCO$_3^-$：24 mmol/L

⑤ pH：7.5　　PaCO$_2$：25 mmHg　　HCO$_3^-$：24 mmol/L

### 中級編

【問題2】　酸塩基平衡の結論を導いてください

　　ここでは、代償機転が起こっている通常の酸塩基平衡異常が問題です。代償反応には、急性反応と慢性反応が含まれていますので鑑別してください。ここまで解けるようになれば合格です。

① pH：7.33　　PaCO$_2$：33 mmHg　　HCO$_3^-$：17 mmol/L

② pH：7.49　　PaCO$_2$：48 mmHg　　HCO$_3^-$：35 mmol/L

③ pH：7.25　　PaCO$_2$：60 mmHg　　HCO$_3^-$：26 mmol/L

④ pH：7.31　　PaCO$_2$：63 mmHg　　HCO$_3^-$：32 mmol/L

⑤ pH：7.48　　PaCO$_2$：30 mmHg　　HCO$_3^-$：22 mmol/L

⑥ pH：7.12　　PaCO$_2$：63 mmHg　　HCO$_3^-$：20 mmol/L

練習問題

### ちょっとアドバンス　上級編

## ❸ 実際の血液ガスデータを読み解こう！

　ここに示す血液ガスデータは、当院検査室の検査データの中から選択した実際の臨床データです。したがって、きちんと公式に当てはまらないものが多くあります。その辺りを熟考してもらうのが狙いです。ここまで解くことができれば、完璧です。はっきり言って上級編です。頑張ってください！

【問題1】　肺の酸素化能を評価し、酸塩基平衡の結論を導いてください。

　　　＜酸素　3 L/分 マスク＞

　　　　　pH 　　　：7.261

　　　　　$PaCO_2$ ：64.2 mmHg

　　　　　$PaO_2$ 　：87.7 mmHg

　　　　　$HCO_3^-$ ：26.8 mmol/L

　　　　　BE 　　　：＋1.6 mmol/L

　　　　　$SaO_2$ 　：95.8 ％

【問題2】　肺の酸素化能（P/F比）を評価し、酸塩基平衡の結論を導いてください。

　　　＜room air＞

　　　　　pH 　　　：7.565

　　　　　$PaCO_2$ ：39.3 mmHg

　　　　　$PaO_2$ 　：83.7 mmHg

　　　　　$HCO_3^-$ ：35.5 mmol/L

　　　　　BE 　　　：＋13.6 mmol/L

　　　　　$SaO_2$ 　：97.3 ％

第**7**章

練習問題

241

## 練習問題

【問題3】 肺の酸素化能（P/F比）を評価し、酸塩基平衡の結論を導いてください。

&lt;room air&gt;

pH ：7.654

$PaCO_2$ ：16.9 mmHg

$PaO_2$ ：133.0 mmHg

$HCO_3^-$ ：18.8 mmol/L

BE ：−2.5 mmol/L

$SaO_2$ ：99.2 %

【問題4】 肺の酸素化能（P/F比）を評価し、酸塩基平衡の結論を導いてください。COPDの患者は深夜から呼吸困難を訴え、朝に救急搬入されました。

&lt;room air&gt;

pH ：7.224

$PaCO_2$ ：83.5 mmHg

$PaO_2$ ：22.6 mmHg

$HCO_3^-$ ：34.4 mmol/L

BE ：+3.5 mmol/L

$SaO_2$ ：30.2 %

【問題5】 ベンチュリーマスクの出口流量を求めてください。次に、肺の酸素化能を評価し酸塩基平衡の結論を導いてください。なお、ベンチュリーマスクにミスト（霧）を流して観察すると、吸気時にマスクの側孔から吹き出る霧が一時途切れる状態でした。

&lt;35 %ベンチュリーマスク：$O_2$ 15 L/分&gt;

pH ：7.260

$PaCO_2$ ：14.7 mmHg

$PaO_2$ ：72.5 mmHg

$HCO_3^-$ ：6.6 mmol/L

BE ：−17.5 mmol/L

$SaO_2$ ：97.3 %

【問題6】 次の問いに答えてください。

① 肺の酸素化能（P/F比）を評価し、酸塩基平衡の結論を導いてください。

**練習問題**

② この患者の酸素解離曲線の位置は右方移動ですか？　左方移動ですか？

③ $SaO_2$はpHが正常のときよりも低いですか？　高いですか？

④ この患者に見られる高カリウム血症は腎の排出障害によるものですか？

　　　　＜$F_IO_2$ 0.8（人工呼吸中）＞

　　　　　　pH　　　：6.723

　　　　　　$PaCO_2$：56.8 mmHg

　　　　　　$PaO_2$　：78.1 mmHg

　　　　　　$HCO_3^-$：6.1 mmol/L

　　　　　　BE　　　：−30.0 mmol/L

　　　　　　$SaO_2$　：？％

　　　　　　K　　　 ：6.6 mEq/L

**【問題7】**　肺の酸素化能（P/F比）を評価し、酸塩基平衡の結論を導いてください。患者は昨日入院し、その後に非侵襲的用圧換気（マスクによる人工呼吸サポート）を受けています。

　　　　＜$F_IO_2$ 0.35（NPPV mask）＞

　　　　　　pH　　　：7.370

　　　　　　$PaCO_2$：66.8 mmHg

　　　　　　$PaO_2$　：100.8 mmHg

　　　　　　$HCO_3^-$：38.5 mmol/L

　　　　　　BE　　　：＋10.7 mmol/L

　　　　　　$SaO_2$　：97.3 ％

**【問題8】**　前の問題とまったく同じデータです。しかし、患者の状態が異なります。可能性のある酸塩基平衡もしくは患者の病態を推測してください。かなり高度な問題です。

　　　　＜自発呼吸：呼吸回数 6 回/分＞

　　　　　　pH　　　：7.370

　　　　　　$PaCO_2$：66.8 mmHg

　　　　　　$PaO_2$　：100.8 mmHg

　　　　　　$HCO_3^-$：38.5 mmol/L

　　　　　　BE　　　：＋10.7 mmol/L

　　　　　　$SaO_2$　：97.3 ％

> 練習問題

## ④ 血液ガス・酸塩基平衡クイズ

すこし頭を回転させて、トライしてみてください。決して難解ではありません。答えをみると「なるほど」と思えるものばかりです。

【クイズ1】 肺の酸素化能（P/F比）を評価し、酸塩基平衡の結論を導いてください。術前リスク1（麻酔前の全身状態に問題がないことを意味します）の、患者の全身麻酔中のデータです。麻酔は指導医の私が麻酔を実施し、研修医が採血しています。

＜全身麻酔中　$F_IO_2$：0.5＞
　　pH　　　：7.360
　　$PaCO_2$　：46.9 mmHg
　　$PaO_2$　 ：73.7 mmHg
　　$HCO_3^-$　：25.9 mmol/L
　　BE　　　：＋0.1 mmol/L
　　$SaO_2$　 ：94.2 %

【クイズ2】 （仮想問題）本書監修の諏訪邦夫先生のセミナーで出題されたクイズです。大変に面白いので問題にしました。水中で生活する昆虫のゲンゴロウの話です。ゲンゴロウは腹部に気孔を持ち、ここで呼吸をしています。ゲンゴロウは水中に潜るときに、気孔の周りに生えている繊毛に空気の泡を付けて水中に潜ります。この気泡がスキューバーダイビングのボンベ（アクアラング）の役割を果たして、長く水中に留まることができます。講義で聞いたデータを忘れてしまったので、私が空想のデータでクイズを作りました。

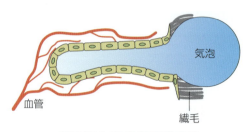

ゲンゴロウの気孔断面（模式図）

# 練習問題

　ある研究者が、次の結果を導きました。
① 繊毛を切り取って気泡が付かない状態では、10秒間潜水することが可能でした。
② 上記から、酸素消費量と潜水時間の関係を求めました。
③ 気泡の大きさから、気泡内の酸素量を求めました。
④ ② と ③ から、気泡内酸素を活用すると、さらに5秒間潜水することが可能であると推定しました。

　ところが、実際には気泡を付けたゲンゴロウは20秒間も潜水が可能でした。すなわち、理論的には、体内酸素で10秒と気泡酸素で5秒、全潜水時間は15秒になるはずでしたが、実際にはゲンゴロウは理論値よりさらに5秒間も長く潜水したのです。

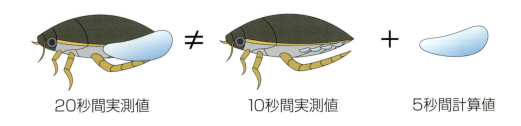

20秒間実測値　　　　10秒間実測値　　　　5秒間計算値

■ 実際にゲンゴロウが20秒間も潜水できた理由を述べてください（研究者の実験データは何ら問題はないものとし、ゲンゴロウは一般のゲンゴロウで、根性のあるアスリートのゲンゴロウではありません）。

## 練習問題

**【クイズ3】** 鼻カヌラで酸素流量3 L/分で酸素投与されている小柄なお婆さんの、ベッドサイドにおけるスタッフの会話を読んで問いに答えてください。

A：この患者さんは、100％酸素を吸っている訳じゃあないわよね？
B：100％酸素を3 L/分で投与しているけど、周りの空気も一緒に吸い込んでいるわよ。
A：じゃあ、吸入気酸素濃度は何パーセントになるのかな？
B：カヌラで3 L/分の流量なら、吸入気酸素濃度は32％になるって本に書いてあったわよ。
A：そう、そう書いてあるわよね！ だから変なのよ！ 実は、このおばあちゃんの血液ガスのデータで、$PaO_2$が210 mmHgもあるのよ。Room airでは70 mmHgしかなかったのに、検査の間違いかしら？
B：32％なら、私たちが吸っても160 mmHg程度じゃない！ やっぱりスーパーお婆ちゃんじゃないの？（160 ÷ 0.32 = 500：正常P/F比）

■ スタッフの疑問に正しく答えている回答は以下のどれですか？ 解答は1つです。
① 酸素流量計が不正確で3 L/min以上流れていました。
② 鼻カヌラ3 L/minの時、この結果からは測定ミスが考えられ、再検が必要です。
③ 鼻カヌラ3 L/minのときの吸入気酸素濃度は40～50％なので、検査値は妥当です。
④ 鼻カヌラ3 L/minでも、この検査結果は十分にあり得る値です。
⑤ 患者の体が小さく、酸素消費量が少ないからです。

**【クイズ4】** 右は正常の血液ガスデータです。この動脈血検体に大気の気泡が混入すると、血液ガスデータはどのような変化を来すのでしょうか？ 各項目のその変化を矢印で示してください。そして、気泡混入後の酸塩基平衡を1つ選択してください。大気の酸素分圧と二酸化炭素分圧はそれぞれ150 mmHg、0 mmHgとします。なお、参考までに実験した血液と気泡の量は動脈血2.0 mL、空気0.5 mLですが、このクイズを解答するのに量的なものは必要ありません。

| | |
|---|---|
| pH | ：7.400 |
| $PaCO_2$ | ：40 mmHg |
| $PaO_2$ | ：95 mmHg |
| $HCO_3^-$ | ：24 mmol/L |
| BE | ：±0 mmol/L |

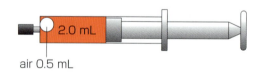

## 練習問題

■ 気泡混入後の変化を矢印で記してください。

解答欄

| | | |
|---|---|---|
| pH | : 7.400 | ( →、↑、↓ ) |
| $PaCO_2$ | : 40 mmHg | ( →、↑、↓ ) |
| $PaO_2$ | : 95 mmHg | ( →、↑、↓ ) |
| $HCO_3^-$ | : 24 mmol/L | ( →、↑、↓ ) |
| BE | : ±0 mmol/L | ( →、↑、↓ ) |

■ 気泡混入後の酸塩基平衡は？

① 代謝性アシドーシス

② 呼吸性アシドーシス

③ 代謝性アルカローシス

④ 呼吸性アルカローシス

第7章

練習問題

## 練習問題の解答

### ① 酸素に関する練習問題

**【問題1】**　正常値はしっかり把握してください。基礎の基礎です。

- ■ 動脈血　　　　　$PaO_2$ ：100 mmHg
　　　　　　　　　　$SaO_2$ ：98 %
　　　　　　　　　　$PaCO_2$：40 mmHg
- ■ 混合静脈血　　　$P\bar{v}O_2$ ：40 mmHg
　　　　　　　　　　$S\bar{v}O_2$ ：75 %
　　　　　　　　　　$P\bar{v}CO_2$：45 mmHg

**【問題2】**　まず、それぞれのP/F（レシオ）（$PaO_2 / F_iO_2$）は、

症例 ①　room air（$F_iO_2$：0.2）　　**P/F = 56／0.2 = 280**

症例 ②　$F_iO_2$：0.8　　　　　　　　**P/F = 124／0.8 = 155**

症例 ③　吸入気酸素濃度：40 %　　**P/F = 96／0.4 = 240**

　P/F（レシオ）は500〜550が正常値であり、低くなるほど肺酸素化が悪化することを意味します。したがって、ARDSの中等症の範疇であるP/Fが100〜200 mmHg以下に入る症例は ② となります。

**【問題3】**

① 大気の吸入気酸素分圧150 mmHgは暗記すべき値です。その求め方は、

$$\underset{\text{大気圧（1気圧）}}{(760\ mmHg} - \underset{\text{37 ℃飽和水蒸気圧}}{47\ mmHg)} \times \underset{\text{大気酸素濃度}}{\text{酸素濃度}} = \text{大気の吸入気酸素分圧}$$

$$713\ mmHg \qquad \times \quad 0.209 \fallingdotseq 150\ mmHg$$

※BTPS：body temperature ambient pressure saturated with water vaper

② 肺胞気酸素分圧（$P_AO_2$）は吸入気酸素分圧から動脈血二酸化炭素分圧を引いた値なので、

$$P_AO_2 = P_iO_2 - PaCO_2$$
$$= 150 - 40 = 110\ mmHg$$

　通常では二酸化炭素の産生量が酸素の消費より多いために、肺胞気の公式では呼吸商 R = 0.8で動脈血二酸化炭素分圧を割り算します。

$$\therefore P_AO_2 = P_iO_2 - (PaCO_2／0.8)$$
$$= 150 - (40／0.8) = 100\ mmHg$$

③ A-aDO$_2$（肺胞動脈血酸素分圧較差）はP$_A$O$_2$とPaO$_2$の差なので、

$$A\text{-}aDO_2 = P_AO_2 - PaO_2$$
$$= 110 - 100 \text{ mmHg} = 10 \text{ mmHg}$$

　呼吸商を0.8とすると、P$_A$O$_2$は100 mmHgになり、計算上A-aDO$_2$は0 mmHgになります。

　「0 mmHg！　こんなことがあっていいの？」と思われる方がおられると思いますが、人間が「ザックリ or 大雑把」に作った公式ですから、少々変なところは気にせず「そんなものか」とスルーしてください。

【問題4】　まず、動脈血酸素含量（CaO$_2$：Cはコンテント）の式を書きましょう。

　　　　　　　　　　　　　動脈血酸素飽和度　　ヘモグロビン濃度　　　　　　動脈血酸素分圧
$$CaO_2 = 1.34 \times SaO_2 \times Hb + 0.003 \times PaO_2 \text{ (mL/dL)}$$

　※「1.34」は1gのヘモグロビンに結合可能な酸素の量。

　※「0.03」は酸素分圧によって血漿に溶存する酸素の量を出す係数。

　ここでは動脈血酸素分圧（PaO$_2$）が出題されていないことが「ミソ」です。

　つまり、PaO$_2$はP/F（レシオ）から求めましょう。

症例 ① のP/F（レシオ）は500、大気呼吸（room air）なので、

$$PaO_2 / F_iO_2 = 500$$
$$PaO_2 / 0.2 = 500$$
$$\therefore PaO_2 = 500 \times 0.2 = 100 \text{ mmHg}$$

症例 ② のP/F（レシオ）は300 mmHg、F$_i$O$_2$ = 0.4（40 %）なので、

$$PaO_2 / F_iO_2 = 300$$
$$PaO_2 / 0.4 = 300$$
$$\therefore PaO_2 = 300 \times 0.4 = 120 \text{ mmHg}$$

　これで、動脈血酸素含量（CaO$_2$）を求めることができます。あとは計算です。

症例 ① CaO$_2$ = 1.34 × 0.98 × 12 + 0.003 × 100 = 16.1 mL/dL（Vol%）

症例 ② CaO$_2$ = 1.34 × 0.94 × 15 + 0.003 × 120 = 19.6 mL/dL（Vol%）

　したがって答えは、症例 ② の方が動脈血酸素含量は多いです。

【問題5】　次の文章で、正しいものはどれですか？

① 同じPaO$_2$であっても、アシドーシスが存在するとSaO$_2$は低くなる。

第7章

練習問題

249

**【正】** 酸素解離曲線がアシドーシスで右方移動すると$SaO_2$は見かけ上、低くなります。

② 健常人のミトコンドリア内の酸素分圧は1 mmHg以下である。

**【正】**

③ 酸素解離曲線はアシドーシス、体温上昇などが存在すると左に偏位する。

**【誤】** 酸素解離曲線がアシドーシスで右方へ移動します。

④ 正常な状態にある組織の酸素分圧は40 mmHg以上に維持される。

**【誤】** 静脈血の酸素分圧は40 mmHgなので、代謝と循環が正常ならば組織の酸素分圧は必ず静脈血のレベルより低いと考えます。

⑤ 片側挿管（片肺換気）では、100 ％酸素で換気しても$SpO_2$は通常90 ％未満である。

**【正】** シャント血流が50 ％であるならば、$SaO_2$は計算上88 ％程度にとどまります。

したがって答えは、b）①②⑤です。

---

**【問題6】** ベンチュリーマスクの出口流量（総流量）、大気酸素濃度は20 ％とします。

ベンチュリーなどの高流量タイプでは以下の式が成り立ちます。

〔ベンチュリーに入るガス〕 ＝ 〔ベンチュリーを出るガス〕

100 ％酸素量 ＋ 20 ％大気量 ＝ 設定濃度出口総流量

（100 ％ × 酸素流量）＋（20 ％ × 大気量）＝ 設定濃度 ×（酸素流量 ＋ 大気量）

今、大気取り入れ口から吸い込まれる大気量が不明なので、これをX L/分として式を立てると答えを出せます。

① 40 ％ベンチュリーマスク　酸素流量15 L/分

（100 ％×15 L/分）＋（20 ％ × X L/分）＝ 40 ％ ×（15 ＋ X L/分）

∴ X ＝ 45 L/分　（大気吸い込み量）

したがって出口流量は、15 L/分 ＋ 45 L/分 ＝ 60 L/分

② 50 ％ベンチュリーマスク　酸素流量10 L/分

（100 ％ × 10 L/分）＋（20 ％ × X L/分）＝ 50 ％ ×（10 ＋ X L/分）

∴ X ＝ 16.7 L/分　（大気吸い込み量）

したがって出口流量は、10 L/分 ＋ 16.7 L/分 ＝ 26.7 L/分

③ 25％ベンチュリーマスク　酸素流量　8 L/分

（100 ％ × 8 L/分）＋（20 ％ × X L/分）＝ 25 ％ ×（8 ＋ X L/分）

∴ X ＝ 120 L/分（大気吸い込み量）

したがって出口流量は、 8 L/分 + 120 L/分 = 128 L/分

**【問題7】** 吸入気酸素濃度を「正確」に、というところに着目してください。つまり、患者の1回吸気量を吸気時間内に補える吸気流量とリザーバー機能が必要です。問題にある呼吸回数と吸気流量は安静時のものであると判断できます。

① 【誤】 単純顔マスクを使用する場合、使用可能な酸素流量では必ず周辺の大気を吸気してしまいます。さらに、患者の吸気流量が変動する場合には、吸入気酸素濃度自体も変動し、「正確」であるとはいえません。

② 【正】 40 ％ベンチュリーマスク + 酸素流量15 L/分では、前の問題 ① で求めた出口総流量60 L/分が得られます。安静に呼吸しているならば、患者は周辺大気を吸気せず吸入気酸素濃度は40 ％を維持できると考えます。

③ 【正】 リザーバー付蘇生バッグは、マスクを密着して使用するために、患者は常に100 ％酸素を吸気します。弁が付いているので呼気の再呼吸もありません。また、蘇生バッグのリザーバーが常に膨らみを維持しているならば、吸気ガスが十分であると判断できます。安静時呼吸であれば酸素流量15 L/分で十分です。

④ 【誤】 リザーバーマスクですが、目安の酸素濃度は60 ～ 80 ％といわれるように正確に酸素濃度を規定することはできません。また、5 L/分の酸素流量は安静時の分時換気量程度であり、リザーバーバッグの機能を十分に発揮することはできません。

⑤ 【誤】 鼻カヌラは単純顔マスクと同様に、使用可能な流量では周辺の大気を必ず吸気してしまいます。患者の呼吸量が変動する場合には、吸入気酸素濃度自体も変動し、「正確」であるとはいえません。

したがって答えは、c) ②③です。

## ② 酸塩基平衡の基礎問題

**【問題1】** 初級編なので、簡単にこなしてください。さらに代償が起こるならば、どのデータが変化するかまでを考えてください。

**【① pH：7.4　$PaCO_2$：40 mmHg　$HCO_3^-$：24 mmol/L】**

正常です。正常であると自信を持って断言できることは非常に大切です。「ズルイ」と思

った方は、まだいま1つ自信が足りていません。偉そうに本を書く私だって、酸塩基平衡の解釈を間違えることがあります。あなたの先輩や上司が間違っているとき、その間違いを指摘できますか？　指摘するには的確な知識と勇気が必要です。


## 【② pH：7.2　$PaCO_2$：40 mmHg　$HCO_3^-$：18 mmol/L】

(1) pH 7.2は、アシドーシスです。

(2) 酸である$CO_2$は、正常です。

(3) 酸を中和する$HCO_3^-$は減少し、アシドーシス側への動きです。したがって、代謝性アシドーシスです。

(4) 代償が起きるなら酸である$CO_2$が減る動きなので、分時換気量を増やす反応が起きます。例えば、努力性呼吸や頻呼吸などです。


## 【③ pH：7.5　$PaCO_2$：40 mmHg　$HCO_3^-$：36 mmol/L】

(1) pH 7.5は、アルカローシスです。

(2) 酸である$CO_2$は、正常です。

(3) 酸を中和する$HCO_3^-$は増加し、アルカローシス側への動きです。したがって、代謝性アルカローシスです。

(4) 代償が起きるなら酸である$CO_2$が増える動きなので、分時換気量が減る反応が起きます。例えば徐呼吸や1回換気量の減少などです。


## 【④ pH：7.3　$PaCO_2$：50 mmHg　$HCO_3^-$：24 mmol/L】

(1) pH 7.3は、アシドーシスです。

(2) 酸である$CO_2$は増加し、アシドーシス側への動きです。

(3) 酸を中和する$HCO_3^-$は正常です。したがって、呼吸性アシドーシスです。

(4) 代償が起きるなら酸を中和する$HCO_3^-$が増える動きですが、急性と慢性の2通りがあります。

- **急性反応**：赤血球・ヘモグロビンの緩衝作用で、$\varDelta PaCO_2 \times 0.1$だけ$HCO_3^-$が増えます。

- **慢性反応**：腎の尿細管における$HCO_3^-$再吸収の亢進で、$\varDelta PaCO_2 \times 0.4$だけ

$HCO_3^-$ が増えます。この腎の代償もすぐに始まるのですが、緩衝能力が小さいために、十分な代償機能を発揮するのには5日を要します。

## 【⑤ pH：7.5　$PaCO_2$：25 mmHg　$HCO_3^-$：24 mmol/L】

（1）pH 7.5は、アルカローシスです。

（2）酸である$CO_2$は減少し、アルカローシス側への動きです。

（3）酸を中和する$HCO_3^-$は正常です。したがって、結論は呼吸性アルカローシスです。

（4）代償が起きるなら、酸を中和する$HCO_3^-$が減る動きで、急性と慢性の2通りがあります。

- **急性反応**：赤血球・ヘモグロビンの緩衝作用で、$\varDelta PaCO_2 \times 0.2$だけ$HCO_3^-$が減ります。
- **慢性反応**：腎の尿細管における$HCO_3^-$再吸収の抑制で、$\varDelta PaCO_2 \times 0.5$だけ血中の$HCO_3^-$が減ります。この腎の代償もすぐに始まるのですが、緩衝能力が小さいために十分な代償機能を発揮するには5日を要します。

## 中級編

【問題2】　酸塩基平衡の結論を導いてください

## 【① pH 7.33　　$PaCO_2$ 33 mmHg　　$HCO_3^-$ 17 mmol/L】

（1）pH 7.33はアシドーシス

（2）酸である$CO_2$は減少し、アルカローシス側への動き

（3）酸を中和する$HCO_3^-$は減少し、アシドーシス側への動き

（4）アシドーシスは、$HCO_3^-$が減少した代謝性アシドーシス

（5）酸である$CO_2$減少は呼吸性代償反応

**結論；代謝性アシドーシス ＋ 呼吸性代償反応**

### ちょっとアドバンス

代償反応が正常に機能しているか、あるいは、他の酸塩基平衡異常が同時に存在しないか

## 練習問題の解答

を確認します。

確認1：[代謝性のマジックナンバー15] ＋ [HCO₃⁻] ＝ [PaCO₂]

$$15 \ + \ 17 \ = \ 32$$

…… ほぼ実測値と同じ：OK

確認2：[代謝性アシドーシスの呼吸性代償] は、

$$\varDelta PaCO_2 \downarrow = (1.0 \sim 1.3) \times \varDelta HCO_3^-$$
$$= (1.0 \sim 1.3) \times (24 - 17)$$
$$= 7 \sim 9 \, \text{mmHg}$$

となり、予測PaCO₂ ＝ 40 － （7 〜 9）＝ 31 〜 33 mmHg

…… ほぼ実測値と同じ：OK

確認3：[代謝性で使える○○法則]：pH 7.○○ならばPaCO₂ は○○ mmHg

pH 7.33 ⇒ PaCO₂：33 mmHg …… 一致：OK

予測値と実測値がほぼ一致し、正常な代償反応が起きていると考えます。「確認」はすべて実施する必要はありませんが、HCO₃⁻とPCO₂の関係を見る「確認」の1か2のどちらかと、「確認3」を実施すればOKです。

**答えは、代謝性アシドーシス ＋ 呼吸性代償反応（代償反応は正常）です**

### 【② pH 7.49　　PaCO₂ 48 mmHg　　HCO₃⁻ 35 mmol/L】

（1）pH 7.49はアルカローシス
（2）酸であるCO₂は増加し、アシドーシス側への動き
（3）酸を中和するHCO₃⁻は増加し、アルカローシス側への動き
（4）アルカローシスは、HCO₃⁻が増加した代謝性アルカローシス
（5）酸であるCO₂増加は呼吸性代償反応

**結論；代謝性アルカローシス ＋ 呼吸性代償反応**

**練習問題
の解答**

### ちょっとアドバンス

代償反応が正常に機能しているか、あるいは、他の酸塩基平衡異常が同時に存在しないかを確認します。

確認1：[代謝性のマジックナンバー15] ＋ [$HCO_3^-$] ＝ [$PaCO_2$]

　　　　　　　　　　　　　15 ＋ 35 ＝ 50

　　　　　　　　　　…… ほぼ実測値と同じ：OK

確認2：[代謝性アルカローシスの呼吸性代償] は、

　　　　$\Delta PaCO_2\uparrow = (0.5～0.9) \times \Delta HCO_3^-$

　　　　　　　　　$= (0.5～0.9) \times (36 - 24)$

　　　　　　　　　$= 6～11$ mmHg

　　　　となり、予測$PaCO_2 = 40 + (6～11) = 46～51$ mmHg

　　　　　　　　　　…… ほぼ実測値と同じ：OK

確認3：[代謝性で使える○○法則]：pH 7.○○ならば$PaCO_2$ は○○ mmHg

　　　　pH 7.49 ⇒ $PaCO_2$：48 mmHg

　　　　　　　　　　…… ほぼ一致しOK

予測値と実測値がほぼ一致し、正常な代償反応が起きていると考えます。「確認」はすべて実施する必要はありませんが、$HCO_3^-$と$PCO_2$の関係をみる「確認」の1か2のどちらかと、「確認3」を実施すればOKです。

**答えは、代謝性アルカローシス ＋ 呼吸性代償反応（代償反応は正常）**

## 【③ pH 7.25　　$PaCO_2$ 60 mmHg　　$HCO_3^-$ 26 mmol/L】

（1）pH 7.25はアシドーシス

（2）酸である$CO_2$は増加し、アシドーシス側への動き

（3）酸を中和する$HCO_3^-$は微増し、一応アルカローシス側への動き

（4）アシドーシスは、酸である$CO_2$が増加した呼吸性アシドーシス

（5）酸を中和する$HCO_3^-$の増加は代謝性代償反応

**練習問題<br>の解答**

　　結論；呼吸性アシドーシス ＋ 代謝性代償


### ちょっとアドバンス

　呼吸性アシドーシスの代謝性代償反応が急性反応か慢性反応か、あるいは、他の酸塩基平衡異常が同時に存在しないかを確認します。


　　確認 1 ：［急性反応］ $\varDelta HCO_3^-$ ↑ = 0.1 × $\varDelta PaCO_2$

　　　　　　［慢性反応］ $\varDelta HCO_3^-$ ↑ = 0.4 × $\varDelta PaCO_2$

　　　　　　本例は［急性反応］に合致　2 ↑ = 0.1 ×（60 − 40）…… OK

　　確認 2 ：［慢性反応］では $PaCO_2$ ≧ 60 mmHgで $HCO_3^-$ ≧ 30 mmol/L

　　　　　　本例は30 mmol/L未満で上に合致しないので慢性反応は否定

　　確認 3 ：［急性反応］では $\varDelta PaCO_2$：10 mmHg増加で $\varDelta pH$：0.08低下

　　　　　　$\varDelta PaCO_2$ = 60 − 40 = 20 mmHg なので、

　　　　　　$\varDelta pH$ ↓ = 0.08 × 2 = 0.16 ↓

　　　　　　　よって、予測pH = 7.4 − 0.16 = 7.24

　　　　　　　　　　　　　　…… 実測値と同じ：OK

　　確認 4 ：**臨床症状**：残念ながら本練習問題では不明


したがって、本例は正常な急性反応が代償していると考えます。

「確認」は簡単なのですべて実施しても苦ではないと思いますが、最低でも $HCO_3^-$ と $PCO_2$ の関係をみる「確認」の 1 か 2 のどちらかと、「確認 3 」を実施してください。そして、やはり大切なのは臨床症状です。


　　**答えは、呼吸性アシドーシス ＋ 代謝性代償（急性反応）**

　　　　**もしくは、急性呼吸性アシドーシス ＋ 代謝性代償でもOKです。**


## 【④ pH 7.31　　$PaCO_2$ 63 mmHg　　$HCO_3^-$ 32 mmol/L】

（1）pH 7.31はアシドーシス

## 練習問題の解答

（2）酸である$CO_2$は増加し、アシドーシス側への動き

（3）酸を中和する$HCO_3^-$は増加し、アルカローシス側への動き

（4）アシドーシスは、酸である$CO_2$が増加した呼吸性アシドーシス

（5）酸を中和する$HCO_3^-$の増加は代謝性代償反応

**結論；呼吸性アシドーシス ＋ 代謝性代償**

### ちょっとアドバンス

呼吸性アシドーシスの代謝性代償反応が急性反応か慢性反応か、あるいは、他の酸塩基平衡異常が同時に存在しないかを確認します。

確認1 ：［急性反応］ $\Delta HCO_3^- \uparrow = 0.1 \times \Delta PaCO_2$

　　　　　［慢性反応］ $\Delta HCO_3^- \uparrow = 0.4 \times \Delta PaCO_2$

　　　　　本例は［慢性反応］にほぼ合致　実測$\Delta HCO_3^- = 8$ mmol/Lに対し

　　　　　　　　$\Delta HCO_3^- = 0.4 \times \Delta PaCO_2 = 0.4 \times (63 - 40) = 9.2$でほぼOK

　　　　　　　　（係数を0.35で計算すると8.1 mmol/Lで一致）

確認2 ：［慢性反応］では$PaCO_2 \geqq 60$ mmHgで$HCO_3^- \geqq 30$ mmol/L

　　　　　本例は32 mmol/L以上で［慢性反応］の範疇 …… OK

確認3 ：［急性反応］では$\Delta PaCO_2$：10 mmHg増加で$\Delta pH$：0.08低下

　　　　　$\Delta PaCO_2 = 63 - 40 = 23$ mmHg

　　　　　$\Delta pH \downarrow = 0.08 \times 2.3 = 0.18 \downarrow$

　　　　　よって、予測$pH = 7.4 - 0.18 = 7.22$

　　　　　本例のpHは7.31で高すぎるために**急性反応は否定**

確認4 ：**臨床症状**：残念ながら本練習問題では不明

したがって、本例は正常な慢性反応が代償していると考えます。

「確認」は簡単なのですべて実施しても苦ではないと思いますが、最低でも$HCO_3^-$と$PCO_2$の関係を見る「確認」の1か2のどちらかと、「確認3」を実施してください。そして、やはり大切なのは**臨床症状**です。

**答えは、呼吸性アシドーシス ＋ 代謝性代償（慢性反応）**

## 練習問題 の解答

もしくは、慢性呼吸性アシドーシス ＋ 代謝性代償でもOKです。

【⑤ pH 7.48　　PaCO$_2$ 30 mmHg　　HCO$_3^-$ 22 mmol/L】

（1）pH 7.48はアルカローシス

（2）酸であるCO$_2$は減少し、アルカローシス側への動き

（3）酸を中和するHCO$_3^-$は減少し、アシドーシス側への動き

（4）アルカローシスは、酸であるCO$_2$が減少した呼吸性アルカローシス

（5）酸を中和するHCO$_3^-$の減少は代謝性代償反応

**結論；呼吸性アルカローシス ＋ 代謝性代償**

### ちょっとアドバンス

呼吸性アルカローシスの代謝性代償反応が急性反応か慢性反応か、あるいは、他の酸塩基平衡異常が同時に存在しないかを確認します。

確認1：[急性反応] $\Delta$HCO$_3^-$↑ = 0.1 × $\Delta$PaCO$_2$

　　　　[慢性反応] $\Delta$HCO$_3^-$↑ = 0.4 × $\Delta$PaCO$_2$

　　　　本例は [急性反応] に合致　2↓ = 0.2 × （40 − 30）…… OK

確認2：[急性反応] では $\Delta$PaCO$_2$：10 mmHg減少で $\Delta$pH：0.08上昇

　　　　$\Delta$PaCO$_2$ = 40 − 30 = 10 mmHg

　　　　$\Delta$pH↑ = 0.08 × 1 = 0.08↑

　　　　よって、予測pH = 7.4 + 0.08 = 7.48

　　　　本例のpHは7.48で実測値と合致し、[急性反応]で OK

確認3：**臨床症状**：残念ながら本練習問題では不明

したがって、本例では正常な急性の代謝性代償反応が働いていると考えます。

**答えは、呼吸性アルカローシス ＋ 代謝性代償（急性反応）**

**　　もしくは、急性呼吸性アルカローシス ＋ 代謝性代償でもOKです。**

# 練習問題の解答

【⑥ pH 7.12　　PaCO$_2$ 63 mmHg　　HCO$_3^-$ 20 mmol/L】

（1）pH 7.12は「**やばい！**」の重篤なアシドーシス

（2）酸であるCO$_2$は増加し、アシドーシス側への動き

（3）酸を中和するHCO$_3^-$は減少し、アシドーシス側への動き

（4）したがって、アシドーシスの原因は、「CO$_2$増加」と「HCO$_3^-$減少」の混合性代謝性アシドーシス。

**結論；混合性代謝性アシドーシス（代謝性呼吸性アシドーシス）**

ここまでで解ければ、合格です。次からが上級編です。

---

**ちょっとアドバンス　上級編**

## ❸ 実際の血液ガスデータを読み解こう！

【**問題1**】　＜酸素 3 L/分マスク＞

　　　　pH　　：7.261

　　　　PaCO$_2$：64.2 mmHg

　　　　PaO$_2$　：87.7 mmHg

　　　　HCO$_3^-$：26.8 mmol/L

　　　　BE　　：＋1.6 mmol/L

　　　　SaO$_2$　：95.8 ％

### ■ 酸素化能

　まず酸素化能ですが、単純顔マスクでは吸入気酸素濃度を正確に規定することは不可能です。したがって、P/F（レシオ）を求めることはできません。ただし、この吸入酸素療法で動脈血酸素飽和度（SaO$_2$）が約96 ％あり、正常なレベルが維持でき、かつ低酸素血症でないことは評価できます。もし、これ以上CO$_2$が蓄積する場合には、高濃度酸素投与は危険になることがあります（CO$_2$ナルコーシス）。

## 練習問題の解答

**■ 酸塩基平衡**

① pH：7.261は、アシドーシスです。

② 酸である$CO_2$は増加し、アシドーシス側への動きです。

③ 酸を中和する$HCO_3^-$は増加し、相対的に酸が減るアルカローシス側への動きです。

④ したがって酸塩基平衡の結論は、酸である$CO_2$が増加したことによる呼吸性アシドーシスで、代謝性の代償が起こっていると考えます。

**酸を中和する$HCO_3^-$の代償は急性代償か？　慢性代償か？　を考えます。**

　　　　$CO_2$増加（$\Delta PaCO_2$）は、約25 mmHg（＝ 64.2 mmHg － 40 mmHg）

　　　**・急性呼吸性アシドーシスでは、**

　　　　　$\Delta HCO_3^-$ = 0.1 × $\Delta PaCO_2$が目安

　　　　　　　　　= 0.1 × 25 mmHg = 2.5 mmol/L

　　　　　よって$HCO_3^-$は、2.5 mmol増加することになり、

　　　　　実測値$HCO_3^-$：26.8 mmol/Lは急性反応として適当な値です。

　　　　　BEも急性変化なので、ほぼ$HCO_3^-$の増加分に一致します。

　　　**・一方、慢性反応ならば、**

　　　　　$\Delta PaCO_2$ × 0.4 = $\Delta HCO_3^-$が目安

　　　　　25 mmHg × 0.4 = 10 mmol/L

　　　　　$HCO_3^-$は24 + 10 = 34 mmol/L程度になるはずで、本例とは合致しません。

　**したがって代償は急性代償であり、$PaCO_2$の上昇が発生して時間が経過していないと判断でき、このアシドーシスは急性呼吸性アシドーシスです。**

　　本例は麻薬投与後に呼吸抑制（呼吸回数減少）が発生した患者のデータです。

　　**答えは、急性呼吸性アシドーシス ＋ 代謝性代償です。酸素化能の評価は、$SaO_2$が正常範囲に保たれ、危険なレベルにないと判断できます。**

**【問題2】**　＜room air＞

　　　　　　pH　　　：7.565

　　　　　　$PaCO_2$：39.3 mmHg

　　　　　　$PaO_2$：83.7 mmHg

　　　　　　$HCO_3^-$：35.5 mmol/L

　　　　　　BE　　　：＋13.6 mmol/L

$SaO_2$　：97.3 %

## ■ 酸素化能

**P/F（レシオ）は、83.7 ÷ 0.2 = 418.5**

**高齢者であれば、正常範囲内と考えます。**

　しかし、高齢だから一概に低いということはありません。最近、英国からの報告で、70歳以上の安定した呼吸状態の320名の$SpO_2$を検討したところ以下の結果でした。

　　　〔平均〕$SpO_2$：96.7 %（± 2 SD：93.1 ～ 100 %）

## ■ 酸塩基平衡

① pH：7.565は、アルカローシスです。

② 酸である$CO_2$は、ほぼ正常です。

③ 酸を中和する$HCO_3^-$は大きく増加し、相対的に酸が減るアルカローシス側への動きです。

④ したがって酸塩基平衡の結論は、酸を中和する$HCO_3^-$が増加したことによる代謝性アルカローシスで、一見、呼吸性の代償は認められていません（➡次のちょっとアドバンス）。

⑤ BEは、$PaCO_2$ 40 mmHgなのでほぼ$HCO_3^-$の増加分にほぼ一致しています。

　　**したがって、代謝性アルカローシスです。**

　初心者クラスはここまで解答できればOKです。さらにエキスパートになりたい方は次のように考えます。

### ちょっとアドバンス

　酸を中和する$HCO_3^-$が増加すると、通常はアルカローシスを代償するかたちで呼吸性アシドーシスが起こるはずです。

　では、どれぐらいの呼吸性代償が起きるのか目安式で考えてみましょう。

$$\Delta PaCO_2 = (0.5 \sim 0.9) \times \Delta HCO_3^-$$
$$= (0.5 \sim 0.9) \times (35.5 - 24)$$
$$= 5.8 \sim 10.4 \text{ mmHg} \uparrow$$

したがって、$PaCO_2$は46 ～ 50 mmHg程度になるはずです。

**「代謝性のマジックナンバー 15」**を使っても、

$$PaCO_2 = HCO_3^- + 15$$
$$= 35.5 + 15 = 50.5 \text{ mmHg}$$

## 練習問題の解答

となるはずです。そして、$PaCO_2$が50 mmHgであれば**「代謝性で使いる○○法則」**に当てはめて、

pH：7.○○ ⇔ $PaCO_2$ ○○ mmHg

pHは7.50程度になっているべきと予測できます。しかし、実際にはpH 7.565でありこの代謝性アルカローシスは適切な代償を受けていないことになります。しかもわずかですが、$PaCO_2$は正常の40 mmHg以下になっていて、代償とは逆の動きになっています。

そうです。ここに気づくと、この酸塩基平衡には呼吸性アシドーシスが隠れていることを見抜くことができます。つまり、本例は混合性の酸塩基平衡異常が存在しています。

**答えは、代謝性アルカローシス ＋ 呼吸性アシドーシス（混合性障害）、P/F（レシオ）：418です。**

代謝性アルカローシスの原因には、利尿薬内服や電解質異常が原因となっていることが多く、このデータだけでは解析できません。

---

**【問題3】** ＜room air＞

> pH　　：7.654
> $PaCO_2$：16.9 mmHg
> $PaO_2$　：133.0 mmHg
> $HCO_3^-$：18.8 mmol/L
> BE　　：−2.5 mmol/L
> $SaO_2$　：99.2 %

P/F比：正常値<br>500 ～ 550

### ■ 酸素化能

P/F（レシオ）は、133.0 ÷ 0.2 ＝ 665と非常に高値ですが、正常値よりも高く少し変ですね。実は、$PaCO_2$が極端に低下している分だけ（40 − 16.9 ＝ 23.1 mmHg）、肺胞内の$PaO_2$が「おしくら饅頭」によって、その分だけ上昇しています。$PaCO_2$を正常値に是正すると、

$PaO_2$ ＝ 133 − 23.1 ＝ 109.9 mmHg

となります。よって、この補正した$PaO_2$を使ってP/F（レシオ）を求め直すと、

P/F（レシオ）＝ 109.9 ÷ 0.2 ＝ 550

ただし、一般に$PaCO_2$の値を正常化させてからP/F（レシオ）を求めることはしません。極端に大きな動きがあったときに考慮されるだけです。

## ■ 酸塩基平衡

① pH：7.654は、アルカローシスです。

② 酸である$CO_2$は極端に低下して、アルカローシス側への動きです。

③ 酸を中和する$HCO_3^-$は低下し、相対的に酸が増えるアシドーシス側への動きです。

④ したがって酸塩基平衡の結論は、酸である$CO_2$が減少したことによる呼吸性アルカローシスで、代謝性アシドーシスを認めます。


呼吸性の酸塩基平衡の異常なので、急性代償か？　慢性代償か？　を検討します。

　実際の$HCO_3^-$の変化分：$\varDelta HCO_3^- = 24 - 18.8 = 5.2$ mmol/L

　目安式で減少分を予測すると、

　急性反応ならば：$\varDelta HCO_3^- = 0.2 \times \varDelta PaCO_2$

$= 0.2 \times (40 - 16.9) = 4.6$ mmol/L

　慢性反応ならば：$\varDelta HCO_3^- = 0.5 \times \varDelta PaCO_2$

$= 0.5 \times (40 - 16.9) = 11.6$ mmol/L

したがって、実際の$\varDelta HCO_3^-$の変化は急性反応にほぼ一致し、急性代償反応と判断でき、答えは、急性呼吸性アルカローシス ＋ 代謝性代償です。

なお、BEは$PaCO_2$を40 mmHgに是正して求めるために、大きな変化になっていません（わからないときは、139ページちょっとアドバンスを参照してください）。


**【問題4】**　■ COPDの患者である ⇒ 慢性呼吸不全を有する

　　　　　　■ 昨夜から症状が出現した ⇒ 急性の臨床経過：急性増悪

よって、慢性と急性の2つの病態が存在すると考えます。

　　＜room air＞

　　　pH 　　：7.224

　　　$PaCO_2$ ：83.5 mmHg

　　　$PaO_2$ 　：22.6 mmHg

　　　$HCO_3^-$ ：34.4 mmol/L

　　　BE 　　：＋3.5 mmol/L

　　　$SaO_2$ 　：30.2 ％

練習問題の解答

### ■ 酸素化能

P/F（レシオ）は、P/F = 22.6／0.2 = 113 であり、極端に低下し、危険なレベルに達しています。

### ■ 酸塩基平衡

① pH：7.224は、アシドーシスです。

② 酸である$CO_2$は激増し、アシドーシス側への動きです。

③ 酸を中和する$HCO_3^-$は増加し、相対的に酸が減るアルカローシス側への動きです。

④ したがって酸塩基平衡の結論は、酸である$CO_2$が増加したことによる呼吸性アシドーシスで、代謝性の代償が起こっていると考えます。

　次に酸を中和する$HCO_3^-$の代償反応は、急性代償か？　慢性代償か？　を考えます。

　　実際の$HCO_3^-$の変化分：$\Delta HCO_3^- = 34.4 - 24.0 = 10.4$ mmol/L

　　目安式で減少分を予測すると、

　　急性反応ならば：$\Delta HCO_3^- = 0.1 \times \Delta PaCO_2$

　　　　　　　　　　　$= 0.1 \times (83.5 - 40) = 4.4$ mmol/L

　　慢性反応ならば：$\Delta HCO_3^- = 0.4 \times \Delta PaCO_2$

　　　　　　　　　　　$= 0.4 \times (83.5 - 40) = 17.4$ mmol/L

　さて、困りました。実際の$\Delta HCO_3^- = 10.4$ mmol/Lで急性反応とすべきか？　慢性反応とすべきか？　迷います。しかし、臨床的には明らかに慢性呼吸不全の急性増悪なので、慢性呼吸性アシドーシスの結論に加えて、急性呼吸性アシドーシスが合併していると推定できます。

　初心者クラスは、ここまで考えられたならば合格です。ちょっと理解が進んだ方は、次のように考えます。

ちょっとアドバンス

　まず、$HCO_3^-$の値である34.4 mmol/Lに着目してみましょう。急性反応における$HCO_3^-$の代償限界は30 mmol/L（多くても32 mmol/L）であり、急性の代償反応とは考えられません。

　すなわち、本例の代償には慢性反応が関与していることに間違いはありません。確認のために（明らかなので必要ないかもしれませんが）pHの動きにも着目してみましょう。急性

呼吸性アシドーシスにおける急性反応のpH変化を思い出してください。

$\varDelta PaCO_2$：10 mmHgの急性上昇に対して、$\varDelta$pHは0.08低下します。

本例では、$\varDelta PaCO_2 = 83.5 - 40 = 43.5$ mmHgなので、

$$\varDelta pH = 0.08 \times 43.5 \text{ mmHg}／10 \text{ mmH}$$
$$= 0.35$$

∴急性反応における予測pH $= 7.4 - \varDelta$pH
$$= 7.4 - 0.35$$
$$= 7.05$$

〔第6章 表1 高$PaCO_2$：急性の代謝性反応（199ページ）を参照してもpHは7.1程度に低下します〕

実際のpH $= 7.224$とは大きな差を認め、これも急性反応には一致しません。

さて、慢性の代償反応なら$\varDelta HCO_3^-$が17.4 mmol/Lであるはずなのに、実測がそれより小さい$\varDelta HCO_3^-$増加（10.4 mmol/L）にとどまっているのかを考えます。

ここで考えられることは、以下の3つです。

**① 慢性の代償反応が起こりつつある途中経過である。**

**② 代謝性アシドーシスが併発している。**

**③ 慢性の代償反応に、急性の呼吸性アシドーシスが発生した。**

一つひとつ適切な反応か？　否か？　を、臨床経過と病態から考えてみます。

① COPDの普通の臨床経過から考えて急性に$CO_2$が蓄積し、その急性呼吸性アシドーシスが代償を受ける途中経過（約5日以内）とは考えられません。

② 慢性呼吸性アシドーシスの患者に代謝性アシドーシスを併発している可能性が存在します。患者にショックや循環不全が発生していた場合には、代謝性アシドーシスを併発している可能性があります。重篤な低酸素血症も存在し、低酸素性のショックの危険性も十分にあります。来院時の診察所見が大切です。

③ COPDの急性増悪では、呼出障害がさらに悪化するために$PaCO_2$が高くなることがほとんどで、あらたに急性呼吸性アシドーシスが合併している可能性が高く、臨床経過から考えて、もっとも可能性の高い選択肢になります。

そして、慢性呼吸不全の安定期の血液ガス所見がわかれば、② 代謝性アシドーシスが合併したものなのか、あるいは ③ 急性増悪によって急性呼吸性アシドーシスが合併したものなのかが明らかになります。

## 練習問題の解答

本患者の入院後の血液ガスデータの一部を経過順に示します。

| 日時 | 0 病日（来院日） | | 1 病日（2 日目） | |
|---|---|---|---|---|
| | 11：47 | 12：46 | 9：30 | 14：14 |
| pH | 7.224 | 7.244 | 7.300 | 7.351 |
| $PaCO_2$ | 83.5 mmHg | 79.6 mmHg | 69.1 mmHg | 54.7 mmHg |
| $PaO_2$ | 22.6 mmHg | 66.7 mmHg | 102.7 mmHg | 319.4 mmHg |
| $HCO_3^-$ | 34.4 mmol/L | 34.3 mmol/L | 34.0 mmol/L | 30.3 mmol/L |
| BE | +3.5 mmol/L | +4.0 mmol/L | +5.2 mmol/L | +3.7 mmol/L |
| $SaO_2$ | 30.2 % | 89.1 % | 96.9 % | 99.7 % |

| $O_2$ マスク ネオフィリン® · 抗生物質 | 気管挿管（50 %） 強制換気 · 鎮静 | 鎮静中止 · 抜管 NPPV |
|---|---|---|

　詳細は不明ですが、本例の慢性呼吸不全の安定期の$PaCO_2$の値は第 1 病日（2 日目）にNPPV（非侵襲的陽圧換気）でサポートされている状態よりも少し高いレベルではないかと推測されます。すなわち、本文第 6 章表 2 を参考にすると以下のような値であったと考えます。

| pH：7.33 | $PaCO_2$：60 mmHg | $HCO_3^-$：32 mmol/L |
|---|---|---|

　この安定期の状態から新たに急性呼吸性アシドーシス：$PaCO_2$：60 mmHg ⇒ 83.5 mmHgが発生したとすると、

$$\Delta HCO_3^- = 0.1 \times \Delta PaCO_2$$
$$= 0.1 \times (83.5 - 60) = 2.4 \text{ mmol/L}$$

したがって、予測$HCO_3^-$ ＝ 安定期$HCO_3^-$ ＋ $\Delta HCO_3^-$

$$= 32 + 2.4$$
$$= 34.4 \text{ mmol/L}$$

となり、見事に一致します。すなわち、このように推測することで、$PaCO_2$の治療目標をどこに設定すべきであるかを知ることができます。

**　答えは、慢性呼吸性アシドーシス ＋ 代謝性代償 ＋ 急性呼吸性アシドーシスです。**

**練習問題
の解答**

第6章　表 **2** 高PaCO₂：**慢性**の代謝性反応

## 「慢性の代償反応」

| PaCO₂<br>(mmHg) | HCO₃⁻<br>(mmol/L) | pH | ΔpH |
|:---:|:---:|:---:|:---:|
| 40 | 21.7〜27.3 | 7.36〜7.46 | |
| 50 | 25.6〜30.8 | 7.31〜7.38 | Δ0.06 |
| 60 | 29.0〜34.1 | 7.28〜7.34 | Δ0.04 |
| 70 | 31.7〜36.9 | 7.25〜7.32 | Δ0.03 |
| 80 | 34.0〜39.8 | 7.22〜7.30 | Δ0.02 |

**HCO₃⁻ 再吸収↑**

代償限界値：42 〜 45
【$\Delta HCO_3^- = 0.4 \times \Delta PaCO_2$】

---

**【問題5】** ベンチュリーマスクの出口流量（総流量）：

■ 35 ％ベンチュリーマスク；酸素流量　15L/分

まず、出口流量を求める式を立てます。

（100 ％ × 15 L/分）＋（20 ％ × X L/分）＝ 35 ％（15 L/分 ＋ X L/分）

| | | | | | |
|---|---|---|---|---|---|
| 1,500 | ＋ | 20X | ＝ | 525 | ＋ 35X |
| 1,500 | − | 525 | ＝ | 35X | − 20X |
| | | 975 | ＝ | 15X | |
| | 975 ÷ 15 | | ＝ | X | |
| | 65 | | ＝ | X | |

**よって出口流量は、酸素流量 ＋ 空気取込量；15 L/min ＋ 65 L/min ＝ 80 L/min**

　通常の呼吸であれば、十分に吸入気酸素濃度を35 ％に維持できる流量です。しかし、努力性呼吸では、最大吸気流量は150 L/min程度になることがしばしばで、吸気時に大気を吸気する可能性があります。このような場合に、吸入気酸素濃度がベンチュリーの設定通りの酸素濃度になっているかどうかは、次の要領で確認できます。

第 **7** 章

練習問題

## 練習問題の解答

**＜側孔のガスの噴出で確認する！＞**

　☆**吸入気酸素濃度が維持される（大気混入なし）**：

　　吸気・呼気時ともに霧がオーバーフローしている状態が確認できます。

　★**吸入気酸素濃度が維持されない（大気混入あり）**：

　　吸気時に霧のオーバーフローが途切れます。

### ■ 酸素化能

　本例では、吸気時に霧が途切れているので、吸入気酸素濃度は35 ％を維持できていないと判断できます。しかし、この吸入酸素療法でも$PaO_2$および$SaO_2$は安全なレベルに維持されているという評価だけは可能です。

### ■ 酸塩基平衡

　　　　pH　　　：7.260

　　　　$PaCO_2$　：14.7 mmHg

　　　　$PaO_2$　　：72.5 mmHg

　　　　$HCO_3^-$　：6.6 mmol/L

　　　　BE　　　：－17.5 mmol/L

　　　　$SaO_2$　　：97.3 ％

① pH：7.260は、アシドーシスです。

② 酸である$CO_2$は減少し、アルカローシス側への動きです。

③ 酸を中和する$HCO_3^-$は激減し、相対的に酸が増えるアシドーシス側への動きです。

④ したがって酸塩基平衡の結論は、酸を中和する$HCO_3^-$が減少したことによる代謝性アシドーシスで、呼吸性の代償が起こっていると考えます。

⑤ アシドーシスが存在しても、$PaO_2$の値に対して$SaO_2$が見かけ上低くないのは$PaCO_2$が極端に低下しているからです。

　**本例は敗血症ショックによる患者のデータです。**

### ちょっとアドバンス

　次に代償反応が正常に機能しているか、あるいは、他の酸塩基平衡異常が同時に存在しないかを確認します。

確認1：[代謝性のマジックナンバー15] ＋ [$HCO_3^-$] ＝ [$PaCO_2$]

$$15 ＋ 6.6 ＝ 21.6$$

…… 実測値14.7 mmHgと大きく異なる

確認2：[代謝性アシドーシスの呼吸性代償] は、

$$\Delta PaCO_2\downarrow ＝ (1.0 \sim 1.3) \times \Delta HCO_3^-$$
$$＝ (1.0 \sim 1.3) \times (24 － 6.6)$$
$$＝ 17.4 \sim 22.6 \text{ mmHg}$$

となり、予測$PaCO_2$ ＝ 40 － (17.4 〜 22.6) ＝ 17.4 〜 22.6 mmHg

…… 実測値14.7 mmHgと大きく異なる

確認3：[代謝性で使える○○法則] pH 7.○○ならは$PaCO_2$ ○○ mmHg

pH 7.26 ⇒ $PaCO_2$：26 mmHg …… 不一致

予測値と実測値がすべて一致しません。つまり、代謝性アシドーシス ＋ 呼吸性代償（正常な代償反応）に加えて、別の反応が存在していると考えるべきです。


そこで、次のように考えてみます。

まず、代謝性アシドーシスなので、$HCO_3^-$の減少が原因となる酸塩基平衡異常が基礎にあると考えます。


$HCO_3^-$が6.6 mmol/Lであるならば、正常な呼吸の代償反応では上記「確認1」「確認2」を採用して、「**大雑把に**」$PaCO_2$を以下と推測してみます。

$$PaCO_2 ≒ 20 \text{ mmHg}$$

すると、本例は$PaCO_2$を20 mmHgから14.7 mmHgにさらに減少させたことになります。つまり、呼吸性アルカローシスも起こっていることがわかります。

次に、$PaCO_2$を20 mmHgとすると、[**代謝性で使える○○法則**] を逆に使用すると、予測されるpHは、

$$pH 7.20 ⇔ PaCO_2：20 \text{ mmHg}$$

になります。したがって、代謝性アシドーシスとして、pH 7.20，$PaCO_2$ 20 mmHg付近のデータが、何らかに原因で過換気（人工呼吸器の換気設置が過剰、せん妄状態で過換気になっていた）によって修飾されたと推測されます。


**答えは、代謝性アシドーシス ＋ 呼吸性代償 ＋ 呼吸性アルカローシスになります。本例は敗血症ショック患者のデータです。なお、アシドーシスが存在しても、$PaO_2$の値に対し**

> # 練習問題
> ## の解答

てSaO$_2$が見かけ上低くないのはPaCO$_2$が極端に低下して呼吸性アルカローシスが隠れているからです。

> **補足**
>
> 　ここで、公式を使って呼吸性アルカローシスが起こる前の状態を求めようとしても、なかなか理屈にあう正解は得られません。なぜならば、呼吸性と代謝性が混在していることがその理由で、簡単には求められません。**公式は単純な代謝性、単純な呼吸性だけではないことを知るために使用しましょう。**
>
> 　なお、本例に呼吸性アルカローシスが加わる前の状態を、ヘンダーソン・ハッセルバルヒの式を使って私が推測した結果は以下のようになります。
>
> 　　pH 7.22,　PaCO$_2$ 22 mmHg,　HCO$_3^-$ 8.8 mmol/L
>
> 　このデータから、PaCO$_2$が14.7 mmHgに低下すると、本問題のデータに近似します。しかし、臨床的に考えて、必ずしも順番に代謝性アシドーシス ⇒ 呼吸性アルカローシスと起こる訳ではないので、それほど重要な意味はありません。

**【問題6】**　<F$_I$O$_2$ 0.8（人工呼吸中）>

　　　　pH　　　：6.723

　　　　PaCO$_2$ ：56.8 mmHg

　　　　PaO$_2$　：78.1 mmHg

　　　　HCO$_3^-$ ：6.1 mmol/L

　　　　BE　　　：−30.0 mmol/L

　　　　SaO$_2$　：？ %

　　　　K　　　：6.6 mEq/L

### ■ 酸素化能

　P/F（レシオ）は、P/F = 78.1／0.8 = 97.6

　酸素化能は極端に低下して、危険なレベルに達しています。

> ### 練習問題の解答

### ■ 酸塩基平衡

① pH：6.723は、非常に重篤なアシドーシスです。心停止直前、あるいは心肺蘇生を開始した直後と考えられます。

② 酸である$CO_2$は増加し、アシドーシス側への動きを示します。

③ 酸を中和する$HCO_3^-$も激減し、相対的に酸が増えるアシドーシス側への動きです。

　　したがって酸塩基平衡の結論は、代謝性アシドーシスに加え、呼吸性アシドーシスも併発している代謝性呼吸性アシドーシス（混合性）です。

　　これほどの重篤なアシドーシスでは、予測式で評価する余裕もなく、意味もありません。それよりも何回も血ガスをチェックしてください。

### ■ 酸素解離曲線と$SaO_2$

　　アシドーシスが存在するために、酸素解離曲線は右方へ移動しています。重篤なアシドーシスであるために、その右への偏位は非常に大きくなっています。

　　したがって、$PaO_2$が一定でも$SaO_2$はpHが正常のときよりも低い値になります。

　　　　「アシドーシスでは $SpO_2$ は見かけ上、低くなる」

　　　　「アルカローシスでは $SpO_2$ は見かけ上、高くなる」

　　実際にこの患者の $SaO_2$ は65.8 ％と非常に低い値になっていました。

### ■ 高カリウム血症

　　アシドーシスでは、$K^+$イオンと$H^+$イオンが細胞内外で入れ替わって、アシドーシスを緩衝します。したがって、$K^+$イオン濃度はアシドーシスでは増加し、アルカローシスでは低下します。

　　　　$\Delta pH = 0.1$で〔$K^+$〕は0.5 mEq/L増減

　　　　$\Delta pH = 7.4 - 6.723 = 0.677$

　　　　$\therefore \Delta$〔$K^+$〕$= 0.5 \times 0.677 \div 0.1 = 3.4$ mEq/L

　　したがって、実際の〔$K^+$〕は 6.6 mEqなので、アシドーシス以前の〔$K^+$〕は

　　酸塩基平衡正常時〔$K^+$〕$= 6.6 - 3.4 = 3.2$ mEq/L

　　したがって$K^+$の排出障害による高カリウム血症ではありません。

【問題7】　患者はNPPV（非侵襲的陽圧換気療法）（マスクによる人工呼吸サポート）を受けています。つまり、「換気の補助を受けて、$CO_2$排出が効果的に行われている」ことを想定する必要があります。

## 練習問題 の解答

F$_I$O$_2$ 0.35（NPPV mask）

   pH     ： 7.370

   PaCO$_2$ ： 66.8 mmHg

   PaO$_2$  ： 100.8 mmHg

   HCO$_3^-$ ： 38.5 mmol/L

   BE     ： ＋10.7 mmol/L

   SaO$_2$  ： 97.3 ％

### ■ 酸素化能

P/F（レシオ）は、P/F ＝ 100.8／0.35 ＝ 288

人工呼吸によるサポートを受けている割には、少々低下しています。

### ■ 酸塩基平衡

① pH：7.370は、正常範囲内のデータです。しかし、どちらかといえばアシドーシスに少し傾いています。

② 酸であるCO$_2$は増加し、アシドーシス側への動きです。

③ 酸を中和するHCO$_3^-$は増加し、相対的に酸が減るアルカローシス側への動きです。

④ したがってpHをアシドーシスと判断すると、酸塩基平衡の結論は、酸であるCO$_2$が増加したことによる呼吸性アシドーシスで、代謝性の代償が起こっていることになります。

次に、酸を中和するHCO$_3^-$の代償反応は、急性代償か？ 慢性代償か？ を考えます。

実際のHCO$_3^-$の変化分： $\Delta$HCO$_3^-$ ＝ 38.5 － 24.0 ＝ 14.5 mmol/L

目安式で減少分を予測すると、

急性反応ならば： $\Delta$HCO$_3^-$ ＝ 0.1 × $\Delta$PaCO$_2$

                ＝ 0.1 × （66.8 － 40）＝ 2.7 mmol/L

慢性反応ならば： $\Delta$HCO$_3^-$ ＝ 0.4 × $\Delta$PaCO$_2$

                ＝ 0.4 × （66.8 － 40）＝ 10.7 mmol/L

急性反応とすると、予測されるHCO$_3^-$は26.7 mmol/L（＝ 24 ＋ 2.7）であり、実測のHCO$_3^-$ 38.5 mmol/Lとは大きくかけ離れた値です。また、急性の代償限界は30 mmol/Lであり、この呼吸性アシドーシスの代償は急性反応ではありません。

一方、慢性反応としても少々予測と異なります。すなわち、慢性反応としても、予測HCO$_3^-$は実測HCO$_3^-$と比較して低値過ぎます。

$$予測HCO_3^- = 正常HCO_3^- + \varDelta HCO_3^-$$
$$= 24\ \text{mmol/L} + 10.7\ \text{mmol/L}$$
$$= 34.7\ \text{mmol/L}\ (\textbf{実測}HCO_3^-：38.5\ \text{mmol/L})$$

## ■ 考え方

データからだけでは、慢性呼吸性アシドーシスに加えて、代謝性アルカローシスが合併している可能性も考えなければなりません。しかし、臨床経過をみると、慢性呼吸不全で高$CO_2$＋代謝性代償の状態にある患者が、何らかの原因でNPPVによる人工呼吸を受け、これによって$PaCO_2$のみが急性に減少したと考えることができます（急性呼吸性アルカローシス）。したがって、$HCO_3^-$は予測値よりも高い値になっています。これによって、pHは正常付近まで上昇しています。

答えは、慢性呼吸性アシドーシス ＋ 代謝性代償 ＋ 呼吸性アルカローシスです。

初心者クラスは、ここまで考えられたならば十分に合格です。ちょっと理解が進んだ方は、次のように考えます。

### ちょっとアドバンス

### ■ 人工呼吸を受ける以前のpHと$PaCO_2$を考える

人工呼吸を開始して１日も経過していないので、腎における代償反応には大きな変化が起きていないと推測します。すると、人工呼吸を受ける以前の$HCO_3^-$と入院後の$HCO_3^-$には大きな差がないと考えることができます。

つまり、人工呼吸前$HCO_3^- \fallingdotseq$ 現在の実測$HCO_3^-$

するとよくご存知の次の式から、もとの$PaCO_2$を推測することができます。

$$\varDelta HCO_3^- = 0.4 \times \varDelta PaCO_2$$
$$（人工呼吸前HCO_3^- － 正常HCO_3^-）= 0.4 \times （人工呼吸前PaCO_2 － 正常PaCO_2）$$
$$（38.5\ \text{mmol/L} － 24\ \text{mmol/L}）= 0.4 \times （人工呼吸前PaCO_2 － 40\ \text{mmHg}）$$
$$14.5 = 0.4 \times 人工呼吸前PaCO_2 － 16$$
$$30.5 = 0.4 \times 人工呼吸前PaCO_2$$
$$\therefore 人工呼吸前PaCO_2 = 76.3\ \text{mmHg}$$

そして、実測$PaCO_2$：66.8 mmHgであり、$PaCO_2$は人工呼吸によって約10 mmHg低下したことになります。急性の反応では、

$$\varDelta PaCO_2 = 10\ \text{mmHg}で、\varDelta pH = 0.08$$

## 練習問題 の解答

から、人工呼吸前pHは以下のように予測されます。

人工呼吸前pH ＝ 実測pH － 0.08

＝ 7.370 － 0.08 ＝ 7.290

したがって人工呼吸を受ける以前では、以下のデータであったと考えます。

pH：7.290　$PaCO_2$：76.3 mmHg　$HCO_3^-$：38.5 mmol/L

この値は、第6章 表2（再掲）の値とほぼ一致します。

### ■ ついでに、過剰代償

　もし、この患者の$PaCO_2$が人工呼吸によって50 mmHgにまで低下するように換気設定が行われたと仮定すると、pHは7.4を超えてアルカローシス側にまで上昇します。生体の有する代償機能は、本文中に書いたように過剰な代償は起きません。しかし、人工呼吸による過剰換気や薬物の過剰投与では、一見して過剰な代償が起きているように見えることがあります。

**第6章　表② 高$PaCO_2$：慢性の代謝性反応**

## 「慢性の代償反応」

| $PaCO_2$ (mmHg) | $HCO_3^-$ (mmol/L) | pH | $\Delta$pH |
|---|---|---|---|
| 40 | 21.7〜27.3 | 7.36〜7.46 | |
| 50 | 25.6〜30.8 | 7.31〜7.38 | $\Delta$0.06 |
| 60 | 29.0〜34.1 | 7.28〜7.34 | $\Delta$0.04 |
| 70 | 31.7〜36.9 | 7.25〜7.32 | $\Delta$0.03 |
| 80 | 34.0〜39.8 | 7.22〜7.30 | $\Delta$0.02 |

**$HCO_3^-$再吸収↑**

代償限界値：42 〜 45

【$\Delta HCO_3^- = 0.4 \times \Delta PaCO_2$】

## 練習問題の解答

**【問題8】** 前の問題とまったく同じデータです。

しかし、患者の状態が異なります。つまり呼吸回数 6 回/分なので、自発呼吸の抑制が認められると考えるべきです。

pH ：7.370

$PaCO_2$：66.8 mmHg

$PaO_2$ ：100.8 mmHg

$HCO_3^-$：38.5 mmol/L

BE ：＋10.7 mmol/L

$SaO_2$ ：97.3 %

**結論から述べると、代謝性アルカローシス ＋ 代謝性呼吸性アシドーシスが基礎に存在し、その上にさらに自発呼吸が抑制を受ける状態が重なったという考え方ができます。**

例えば、基礎となる病態の代謝性アルカローシスが以下であったとします。

| pH：7.48 | $PaCO_2$：48 mmHg | $HCO_3^-$：36 mmHg |
| --- | --- | --- |

この状態は代償的に呼吸抑制を受けて、$PaCO_2$は40 → 48 mmHgになる呼吸性の代償反応が認められています。

この状態に加えて、麻薬投与や中枢神経障害が急性に発生して、一段と呼吸抑制が強くなったと仮定します。そのために、$PaCO_2$は48 mmHgから66.8 mmHgに上昇したと考えます。すなわち、呼吸性アシドーシスが合併したと考えます。新たな$CO_2$の増加は、

$\Delta PaCO_2$ = 66.8 － 48 = 18.8 mmHgになります。

この上昇は急性発症であると考えると、$HCO_3^-$の急性代償による上昇は、

$\Delta HCO_3^-$ = 0.1 × $\Delta PaCO_2$

= 0.1 × 18.8 = 1.9 mmol/L

∴急性代償で予測される$HCO_3^-$は、

**予測される$HCO_3^-$ = 基礎の$HCO_3^-$ ＋ $\Delta HCO_3^-$**

= 36 mmol/L ＋ 1.9 mmol/L

= 37.9 mmol/L

となり、実測値の38.5 mmol/Lにほぼ合致する値となります。

次にpHについて考えます。急性の反応では、

**$\Delta PaCO_2\uparrow$ = 10 mmHgで、$\Delta pH\downarrow$ = 0.08**

> **練習問題
> の解答**

いま、$\Delta PaCO_2 = 66.8 - 48 = 18.8$ mmHgなので、

$$\Delta pH = 0.08 \times 18.8 / 10 = 0.15$$

したがって予測pHは、

$$予測pH = 基礎となるpH - \Delta pH$$
$$= 7.48 - 0.15$$
$$= 7.33$$

となります。少し実測のpH：7.37よりも低いのですが、これは係数を0.08にしたためで、$PaCO_2$が高い部分では、実際には$\Delta PaCO_2 = 10$ mmHgで$\Delta pH$は0.06〜0.05になります（第6章 表2で274ページに再掲したもの）。したがって、$\Delta pH$の係数を0.06として計算すると、

$$\Delta pH = 0.06 \times 18.8 / 10 = 0.113$$

したがって予測pHは、

$$予測pH = 基礎となるpH - \Delta pH$$
$$= 7.48 - 0.113 = 7.367$$

となり、実測値に合致する値になります。したがって答えは、代謝性アルカローシス ＋ 急性呼吸性アシドーシス（混合性）です。

### 【この問題のポイント】

　問題7、8からわかるように、血液ガスのデータからだけでは判別できない酸塩基平衡があります。特に混合性障害がある場合や、医原的な過剰代償が認められる場合には、臨床経過を把握することが不可欠になります。また、体液および電解質の異常がデータを修飾していないか検討する必要があります。問題8は、私が勝手に脚本を書いたので多少こじ付けの感もありますが、**血液ガスデータが酸塩基平衡のすべてを教える訳ではない**ことだけはぜひとも知っておいてください。

## ❹ 血液ガス・酸塩基平衡クイズ

**【クイズ1】**　＜全身麻酔中　$F_IO_2$：0.5＞

　　　　　　pH　　：7.360
　　　　　　$PaCO_2$：46.9 mmHg
　　　　　　$PaO_2$　：73.7 mmHg

$HCO_3^-$ : 25.9 mmol/L

BE　　: +0.1 mmol/L

$SaO_2$ : 94.2 %

**答えは、正常静脈血、P/F（レシオ）は不明です。**

　研修医が大腿静脈を穿刺して、静脈血を採取したものです。全身麻酔中なので下肢の酸素消費は抑制されるために静脈血酸素分圧および酸素飽和度は若干高くなっています。しかし、これ以外はすべて静脈血の所見です。

　もし、真に動脈血であるならば、ARDSや片側挿管を疑わなくてはなりません。しかし、患者の術前リスクは1であり、ARDSなどが起きる危険性はきわめて低く、また、私が片側挿管を放置する危険性も極めて低いと思います。しかし、そのリスクは決して「0」ではないので、例え指導医が挿管しても、挿管後の呼吸のチェックを怠らないようにしてください。

## 【クイズ2】　ゲンゴロウ

　1日中、大気と接している池の水は、大気の酸素分圧および二酸化炭素分圧と平衡状態にあります。したがって大気中も、水中も、同じ酸素分圧と同じ二酸化炭素分圧であると考えます。つまり、酸素分圧（$PO_2$）は150 mmHg、二酸化炭素分圧は0 mmHgです。そして当然、気泡のなかの空気も最初は同じ分圧です。

　さて、ゲンゴロウが水中活動をすると、酸素は消費され、二酸化炭素が産生されます。それに伴って、気泡内の$PO_2$は低下し、$PCO_2$は上昇します。すると、気泡内と水中の$PO_2$と$PCO_2$に分圧較差が生じます。酸素も二酸化炭素も分圧の較差で、高い方から低い方へ移動する原理は、肺胞や組織でのガスの移動と同じです。すなわち、水中の酸素は気泡内へ、気泡内の二酸化炭素は水中へ拡散していき、肺胞内の$PO_2$の低下と$PCO_2$の上昇は緩和されることになり、ゲンゴロウはより長く水中に留まっていることが可能になるのです。

　気泡の表面が、肺胞表面、あるいは水中なのでエラの表面と同じ機能を果たすことで、ガス交換を行っています。

## 練習問題の解答

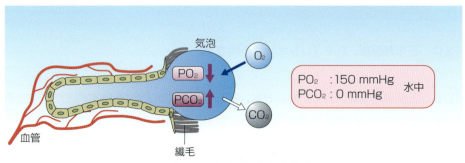

ゲンゴロウの気孔断面（模式図）

答えは、気泡の表面でガス分圧較差を利用し、酸素と二酸化炭素を水中で交換することにより、気泡内のPO₂低下とPCO₂上昇を緩和し、水中の活動時間を延長しました。

**【クイズ3】** 鼻カヌラ：酸素流量3L/分、小柄なお婆さん

答えは、④ の鼻カヌラ3L/分でも、この検査結果は十分にあり得る値です。

この現象は、ICUでときどき見かけることがあります。その状況の特徴は、

① 1回換気量が小さめの体格の小さい患者
② ゆっくりした吸気
③ 呼吸回数が少な目

です。そこで、次のような条件を仮定して検証してみましょう。

- ■ 鼻カヌラ酸素流量 ：3L/分（= 50 mL/秒）＊
- ■ 吸気時間 ：1.5秒
- ■ 休止期（呼息と吸息の間）：3秒
- ■ 鼻腔・口腔・咽頭の容量 ：100 mL
- ■ 1回換気量（10 mL/kg）：300 mL

# 練習問題の解答

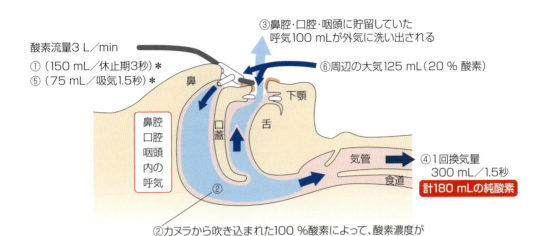

図：鼻カヌラ使用時の吸気の内訳（上気道断面模式図）

【呼気相】

① 呼気相の休止期（3秒間）にカヌラから鼻腔・口腔・咽頭内へ100％酸素が150 mLが流れ込む。

② カヌラから吹き込まれた100％酸素によって、酸素濃度が約80％[*]に上昇した鼻腔・口腔・咽頭内のガス100 mLが蓄積する。[*]：80％は想像の値です。

③ 鼻腔・口腔・咽頭に貯留していた呼気100 mLが外気に洗い出される。

【吸気相】

④ 1.5秒間に300 mLを吸気する。

⑤ 吸気相1.5秒間に、カヌラから75 mLが流れ、そのまま吸気される。

⑥ カヌラからの75 mLと鼻腔・口腔・咽頭に貯留しているガス100 mL以外の125 mLは大気を吸気する。

としします。ただし、厳密ではなく「**ザックリ or 大雑把**」にみています。

以上から、吸入気酸素濃度を求めてみましょう。

> [!NOTE]
> **練習問題の解答**

|  | 吸気量 | 酸素量 |
|---|---|---|
|  |  | （100 %換算） |
| 吸気時のカヌラからの100 %酸素 | ： 75 mL | 75 mL |
| 鼻腔・咽頭に溜まった酸素濃度80 %のガス | ：100 mL | 80 mL |
| 口鼻孔周辺の大気（20 %） | ：125 mL | 25 mL |
|  | 300 mL | 180 mL |

よって、推定吸入気酸素濃度（$F_IO_2$）＝ 180 mL ÷ 300 mL ＝ 0.6（濃度60 %）

P/F（レシオ）　　room air　　　70/0.2 ＝ 350

カヌラ 3 L時　210/0.6 ＝ 350

　したがって、room air時も鼻カヌラ時もP/F（レシオ）は同じで、「普通のお婆さん」ということになります。

【クイズ4】　大気中の酸素分圧（$PO_2$）は150mmHg、二酸化炭素分圧は 0 mmHgです。酸素も二酸化炭素も分圧の較差で、高い方から低い方へ移動する原理は、気泡でも肺胞や組織でも同じです。

【答え】

■ 気泡混入後の変化

|  |  | 解答欄 |
|---|---|---|
| pH | ：7.400 | （ →、①、↓ ） |
| $PaCO_2$ | ：40 mmHg | （ →、↑、⬇ ） |
| $PaO_2$ | ：95 mmHg | （ →、①、↓ ） |
| $HCO_3^-$ | ：24 mmol/L | （ →、↑、↓ ） |
| BE | ：±0 mmol/L | （ →、↑、↓ ） |

■ 気泡混入後の酸塩基平衡は

④ 呼吸性アルカローシス

解説

　ガスの分圧較差による移動は以下のようになります。

|  | 動脈血 |  | 気泡内 |
|---|---|---|---|
| $PO_2$ | 95 mmHg | ← | 150 mmHg |
| $PCO_2$ | 40 mmHg | → | 0 mmHg |

　したがって、$PaO_2$は上昇します。ただし、$PaO_2$が150 mmHg以上のときは逆に150 mmHgに近づくかたちで低下することになります。

　一方、$CO_2$は気泡内へ拡散していき、$PaCO_2$は減少します。

　$PaCO_2$は急性に減少すると、$HCO_3^-$は急性反応としてわずかに低下します。すなわち、急性呼吸性アルカローシスの$HCO_3^-$の変化は、

$$\varDelta HCO_3^- = 0.2 \times \varDelta PaCO_2$$

　上記の式で求められる変化に留まります。実際には$\varDelta PaCO_2$は数mmHgの低下なので、$HCO_3^-$の変化はわずかな低下、もしくは変化なしとしても正解です。BEは$HCO_3^-$の過不足を表すので、同じように考えます。

　したがって、酸である$CO_2$が減少するアルカローシス側への動きは、呼吸性アルカローシスで、pHは少し上昇します。また、シリンジ内では腎の代償は置き得ず、代償反応は完全な急性反応と判断できます。

# 索 引

## 数字

100%酸素吸入気酸素分圧 | 31
2,3-DPG | 66
2,3-ジフォスフォグリセリン酸 | 66
37℃の飽和水蒸気圧 | 14
3つの"S（スーパー）" | 64

## 欧文

$A\text{-}aDO_2$ | 27,35
ABE | 158,159
actual base excess | 159
acute respiratory distress syndrome | 101
adenosine triphosphate | 66
alveolar | 16
ARDS | 101,102
artery | 16
atm | 4
ATP | 66
bar | 4,5
Base Excess | 138
BE | 66,138,156,157,158,159
BEは代謝性因子の指標である | 179
body temperature ambient pressure saturated with water vapor | 12,13
BTPS | 12,13,14,31,93
$CaO_2$ | 98,99
chronic obstructive pulmonary disease | 178
$CO_2$ | 18,157,158,172
content | 16
COPD | 178
$C\bar{v}O_2$ | 98
dependent lung disease | 102
end-tidal | 16

$ETCO_2$ | 39
expiratory | 16
$F_IO_2$ | 85
fraction | 16
$H^+$ | 157
$H_2CO_3$ | 157,158
$H_2O$ | 157
Haldane効果 | 147
Hb濃度 | 58
$HCO_3^-$ | 156,157,158,161,166,173,182,185
Henderson-Hasselbalchの式 | 143
hPa | 3,4
inspiratory | 16
$K^+$ | 221
$kgf/cm^2$ | 4
kPa | 4
mL/dL | 19
mmHg | 3,4
Mpa | 4
$N_2$ | 18
$O_2$ | 18
Oxygen Index | 106
P/F ratio | 106,108
$P_{50}$ | 68
Pa | 4,5
$P_ACO_2$ | 26,28,31,38
$PaCO_2$ | 38,156,157,158,161,172
$PaCO_2$とpHの関係 | 214
$PaO_2$ | 27,28,93,99,100
$P_AO_2$ | 26,28,31,93
$PcCO_2$ | 38
$PCO_2$ | 166
pH | 140,156,157,161,164,166,168,176
$P_IO_2$ | 28,31
pressure | 16
psi | 4,5

pulse or palmer | 16

$P\bar{v}O_2$ | 94

R | 28

$SaO_2$ | 99,100

saturation | 16

SBE | 158,159

standard base excess | 159

standard temperature and pressure dry | 12

STPD | 12,14,93

$S\bar{v}O_2$ | 90

S 字カーブ | 65

S 字カーブの右方移動 | 67

S 字カーブの左方移動 | 70

$TCO_2$ | 157,158

torr | 4,5

total $CO_2$ | 157,158

vein | 16

vol% | 19


## あ

アシドーシス | 70,71,150,162,165,167,171,177,178,
181,182,183,184

アシドーシス側への動き | 164

アシドーシス体温上昇 | 67

圧・割合・量 | 87

圧力・分圧 | 16

アデノシン三リン酸 | 66

アトム | 4

アドレナリン | 53

アニオンギャップ | 230,231

アニオンギャップの活用 | 231,232

アルカリ | 153

アルカローシス | 70,71,150,151,162,166,167,168,
171,172,173,181,182,183,184

アルカローシス側への動き | 164

陰イオン | 226


液相 | 17

塩基 | 137,161

塩酸 HCL | 126

オキシゲン・カスケード | 92


## か

格差解消には S 字スーパーマン | 76

ガス濃度 | 11

ガス分圧 | 11

下側肺障害 | 102

片側挿管 | 97

片側挿管はシャント率：50% | 103

カリウムイオン | 221

患者側因子 | 122

緩衝 | 134

含量 | 16

緩和（代償） | 172

気圧 | 4

気相 | 17

揮発性の酸 | 128

吸気 | 16

吸気 1 秒間のガスの内訳 | 124

吸気流量 | 121

急性呼吸窮迫症候群 | 101

急性呼吸性アシドーシス | 204,205

急性代謝性代償反応 | 204,205

急性代償 | 191,192

急性と慢性の鑑別法 | 198,200,201

急性の代償反応 | 199

急性反応 | 193

吸入気 | 24

吸入気酸素濃度 | 121

吸入気酸素濃度分圧 | 28

吸入気酸素濃度を上げる | 95

吸入気酸素分圧 | 31

吸入気の酸素分圧 | 34

吸入酸素濃度｜85

吸入酸素療法｜96,114

供給側因子｜122

供給酸素濃度設定｜120

キログラム・フォース・パー平方センチ｜4

キロパスカル｜4

近位尿細管｜170,174

血液ガス｜114

血液ガスの記号｜16

血液中の酸素の量｜55

結合酸素｜56,61,86,99,100

血漿｜59,174

血漿カリウム｜225

血中 $HCO_3^-$ 濃度の時間経過｜193

血中抗利尿ホルモン値｜186

嫌気代謝｜74

健康成人の $PaO_2$ ｜32

原尿｜174

高 $CO_2$ 血症｜198

高クロール性（代謝性）アシドーシス｜227

高山病｜2

高流量システムの構造｜119

高流量タイプ｜120

呼気｜16

呼気終末｜16

呼気終末二酸化炭素分圧｜39

呼吸商｜28,29

呼吸性アシドーシス｜165,167,168,169,171,173, 178,186,202

呼吸性アシドーシス＋代謝性代償｜178,186

呼吸性アシドーシスへの動き｜163

呼吸性アルカローシス｜165,168,169,173,184,211

呼吸性アルカローシス＋代謝性代償｜185,186

呼吸性アルカローシスへの動き｜163

呼吸性因子｜161,162

呼吸性酸塩基平衡異常｜191,192

呼吸性代謝｜184,172,181,190,213

混合気体｜9

混合静脈血酸素分圧｜94

混合静脈血｜17

混合性アルカローシス｜186

混合性酸塩基平衡異常｜186

混合性障害｜170

混合性変化｜180

## さ

讃岐（3抜き）の法則｜212

酸｜161

酸塩基平衡｜160,164,168,176

酸塩基平衡異常｜181

酸塩基平衡にかかわる緩衝系の総和｜157,158

酸塩基平衡の式｜142

酸塩基平衡の代償反応｜190

酸塩基平衡の代償反応の起こり方｜190

酸化反応｜126

酸素｜18,52

酸素解離曲線｜64,65,66,69

酸素含量｜61,100

酸素結合曲線｜64

酸素欠乏症｜44,45

酸素水｜60

酸素濃度｜8,9,120

酸素の滝｜92

酸素の流れ｜52

酸素分圧｜11,22,26,59,69

酸素飽和曲線｜64

酸素飽和度｜58,69,86

酸素流量｜120

酸である $CO_2$ ｜164,165,166,167,168,169,170,172, 173,176,177,178,181,182,183,184,186

酸を中和する $HCO_3^-$ ｜164,165,166,167,168,169, 170,172,176,177,178,181,182,183,184,185,186

糸球体｜170,174

支出性代謝 | 175
シャント血流 | 35,36
収支報告書 | 160
重症の代謝性アルカローシス | 182
重炭酸イオン | 182
重量百分率 | 19
静脈 | 16
静脈血酸素含量 | 98
静脈血酸素飽和度 | 90
静脈血 | 54
腎盂 | 174
腎臓における $HCO_3^-$ 再呼吸 | 174
浸透圧 | 186
腎尿細管 | 172
腎尿細管 $HCO_3^-$ 再吸収促進 | 186
腎尿細管 $HCO_3^-$ 再吸収抑制 | 186
心拍出量 | 55
心不全 | 181
水銀 | 5
水銀の比重 | 5
水柱 | 5
赤血球 | 146
全身性チアノーゼ | 112
組織酸素分圧 | 94
組織内較差 | 75

## た

大気圧 | 11,13
大気の $CO_2$ 濃度 | 131
代謝機転 | 170
代謝性アシドーシス | 165,166,168,169,172,173,
  174,181,213
代謝性アシドーシス＋呼吸性代償 | 181,186
代謝性アシドーシスの補正 | 217
代謝性アシドーシスへの動き | 163
代謝性アルカローシス | 165,166,168,169,173,182,

183,186,213
代謝性アルカローシス＋呼吸性代償 | 183,186
代謝性アルカローシスへの動き | 163
代謝性因子 | 161,162
代謝性呼吸性（混合性）アシドーシス | 177
代謝性呼吸性（混合性）アルカローシス | 182
代謝性呼吸性アシドーシス（混合性アシドーシ
  ス） | 186
代謝性呼吸性アルカローシス | 186
代謝性代償 | 190,192
代謝変化予測式 | 220
代償 | 170
代償機転 | 171
代償限界値 | 199
代償性呼吸性アシドーシス | 183,186
代償性呼吸性アルカローシス | 181,186
代償性代謝性アシドーシス | 184,186
代償性代謝性アルカローシス | 178,186
代償反応 | 179,180
体積百分率 | 19
体内の酸 | 127
対流圏 | 7
炭酸水 | 60
炭水化物 | 29
短絡血流 | 35
チアノーゼ | 110,111
窒素 | 18
低カリウム血症 | 184
低クロール性（代謝性）アルカローシス |
  227,228
低酸素血症 | 110,182
滴定実験 | 134
出口流量 | 120
電解質 | 186
糖尿病性ケトアシドーシス | 229
動脈 | 16
動脈血酸素含量 | 98,99

285

動脈血酸素分圧 | 27,28,93,99,100

動脈血酸素飽和度 | 99,100

動脈血二酸化炭素分圧 | 28,156

動脈血 | 54

投与酸素濃度 | 121

トータル・シーオーツー | 157

トータル $TCO_2$ | 158

トータル緩衝系 | 158

トール | 4,5

## な

ニアリーイコール | 5

二酸化酸素 | 18,37,52,158

二酸化酸素濃度 | 8

二酸化炭素の流れ | 53

尿細管 | 174,185

尿中排出 | 185

## は

バール | 4,5

敗血症 | 181

肺の微小構造 | 36

肺胞 | 16,22

肺胞気 | 24,26

肺胞気酸素分圧 | 26,28,31,93

肺胞気式 | 28,29

肺胞気動脈血酸素分圧較差 | 27

肺胞気二酸化炭素分圧 | 26,31

肺胞動脈血酸素分圧較差 | 23

パスカル | 4,5

ピー・フィフティー | 68

ピーエフ・レシオ | 106,108

肥満 | 132

貧血 | 83

不揮発性の酸 | 128

プサイ | 4

部分・割合 | 16

ブレンステッドの定義 | 126

分圧較差 | 34,95

分時換気量 | 172

分時換気量減少 | 186,193

分時換気量増加 | 186

粉飾決算 | 179

ベース・エクセス | 66,138,159

ヘクトパスカル | 3,4

ヘモグロビン | 55

ヘモグロビンの酸素飽和度 | 57

ヘンダーソン・ハッセルバルヒの式 | 143

ベンチュリーマスク | 120

ベンチュリーマスクの原理 | 116,117

ベンチュリーマスクの出口総流量 | 118

飽和度 | 16

ボーア効果 | 149

ホールデン | 147

ボリュームパーセント | 19

ポンド・スクエア・インチ | 4,5

## ま

マジックナンバー 15 | 214

麻酔中の静脈血 | 89

末梢循環 | 113

末梢循環不全 | 77,181

末梢性チアノーゼ | 112

末梢組織の酸素分圧 | 72,73

慢性呼吸性アシドーシス | 203,206

慢性代謝性代償反応 | 203,206

慢性代償 | 191,192

慢性の代償反応 | 199

慢性反応 | 196

慢性閉塞性肺疾患 | 178

右に走る | 67

ミトコンドリア内酸素分圧 | 94
脈拍・掌 | 16
ミリメートルエイチジー | 3
ミリメートル水銀柱 | 4
メイロン® | 182,217
メガパスカル | 4
毛細血管 | 147

陽イオン | 226
溶存酸素 | 56,61,86,99,100
溶存酸素量 | 59,60

利尿薬 | 184
流量単位 | 9

●著者略歴

# 尾﨑孝平 （おざき　こうへい）

1956年生まれ

| | |
|---|---|
| 1982年 | 兵庫医科大学医学部卒業、同麻酔科（ICU）入局 |
| 1991年 | 米Pittsburgh大学へ肝移植医療研修 |
| 1992年 | 兵庫医科大学ICU医局長、学内講師 |

　※上記15年間 師匠：丸川征四郎先生に師事（毎日怒られる！）

| | |
|---|---|
| 1997年 | 防衛医科大学校麻酔科（集中治療部）講師 |
| 2003年 | 鐘紡記念病院（現 神戸百年記念病院）麻酔集中治療部部長 |
| | （手術部部長・医療安全委員長兼任） |
| 2007年 | 尾﨑塾設立 塾長、呼吸療法書院CEO |
| 2018年 | 呼吸不全シミュレーター Ozacuit®特許取得 |

## 専門・主な研究領域

呼吸生理学、人工呼吸療法、集中治療医学

## 資格・役職歴等

日本麻酔科学会　専門医・指導医
日本集中治療医学会　専門医・評議員
　　　　　　　　　　早期リハビリテーション検討委員会委員
医療安全全国共同行動　支援部会5b委員・委員長
日本呼吸療法医学会　呼吸療法専門医・理事
　　　　　　　　　　3学会合同人工呼吸器離脱ワーキング委員
　　　　　　　　　　人工呼吸管理安全対策委員（元委員理事）
　　　　　　　　　　気管吸引ガイドライン作成WG（元理事）
　　　　　　　　　　セミナー委員会（元委員理事）
　　　　　　　　　　自発呼吸アセスメント指針作成WG委員長
　　　　　　　　　　小児在宅人工呼吸検討委員会委員（元理事）
日本臨床モニター学会　評議員
急性期NPPV研究会　世話人
医療事故調査会　世話人（医療事故情報センター協力医）
医療の安全に関する研究会　理事

## 著書

編著：医療ガスを安全に使うためのQ&A．住友精化・岩谷産業，2005．
編著：呼吸療法のための画像診断（呼吸器ケア2010年夏季増刊）．メディカ出版，2010．
編著：呼吸器ケアの「なぜ？」がわかる黄金解説（呼吸器ケア2014年夏季増刊）．メディカ出版，2014．
ほか多数。

＊本書表紙のイラストは著者による。

オールカラー最新2版 尾﨑塾 血液ガス・酸塩基平衡教室
ーおもしろいほどスラスラわかって臨床につかえる！

2009年12月 5 日発行　第 1 版第 1 刷
2015年 6 月30日発行　第 1 版第 6 刷
2018年10月 5 日発行　第 2 版第 1 刷

著　者　尾﨑 孝平

発行者　長谷川 素美

発行所　株式会社メディカ出版
　　　　〒532-8588
　　　　大阪市淀川区宮原 3 - 4 - 30
　　　　ニッセイ新大阪ビル16F
　　　　https://www.medica.co.jp/

編集担当　末重美貴／山川賢治

装　幀　森本良成

本文イラスト　K's Design ／ニガキ恵子

組　版　株式会社明昌堂

印刷・製本　株式会社シナノ パブリッシング プレス

© Kohei OZAKI, 2018

本書の複製権・翻訳権・翻案権・上映権・譲渡権・公衆送信権（送信可能化権を含む）は、（株）メディカ出版が
保有します。

ISBN978-4-8404-6547-2　　　　　　　　　　　　　Printed and bound in Japan

当社出版物に関する各種お問い合わせ先（受付時間：平日 9 ：00 ～ 17 ：00）
●編集内容については、編集局 06-6398-5048
●ご注文・不良品（乱丁・落丁）については、お客様センター 0120-276-591
●付属の CD-ROM、DVD、ダウンロードの動作不具合などについては、デジタル助っ人サービス 0120-276-592